常见疾病护理技术必备

主编 龙艳芳 袁梦怡 孟 祥 王灿灿 邵珠红 吕玲利

上海科学技术文献出版社

图书在版编目（CIP）数据

常见疾病护理技术必备 / 龙艳芳等编 . -- 上海 ：上海科学技术文献出版社，2024. -- ISBN 978-7-5439-9115-6

Ⅰ . R47

中国国家版本馆 CIP 数据核字第 2024GS7672 号

责任编辑：王　珺

常见疾病护理技术必备
CHANGJIAN JIBING HULI JISHU BIBEI
龙艳芳　袁梦怡　孟　祥　王灿灿　邵珠红　吕玲利　编
出版发行：上海科学技术文献出版社
地　　址：上海市长乐路746号
邮政编码：200040
经　　销：全国新华书店
印　　刷：北京兰星球彩色印刷有限公司
开　　本：787＊1092　1/16
印　　张：16.5
字　　数：24万字
版　　次：2024年7月第1版　2024年7月第1次印刷
书　　号：ISBN　978－7－5439－9115－6
定　　价：148.00元
http：//www.sstlp.com

《常见疾病护理技术必备》

编委会

主　编

龙艳芳　枣庄市立医院

袁梦怡　枣庄市妇幼保健院

孟　祥　枣庄市妇幼保健院

王灿灿　枣庄市立医院

邵珠红　枣庄市峄城区古邵镇中心卫生院

吕玲利　枣庄市立医院

副主编

马　翠　枣庄市中医医院

王本营　山东国欣颐养集团枣庄中心医院

郝田敏　枣庄市立医院

孙崇霞　枣庄市山亭区人民医院

刘　慧　枣庄市市中区齐村镇卫生院

马　红　枣庄市妇幼保健院

前 言

当今快速发展的医疗领域中，护理作为医疗服务的重要组成部 分，其重要性日益凸显。护理人员不仅是医生的得力助手，更是患 者康复过程中的重要支持者。为了不断提升护理人员的专业技能和 综合素质，适应临床工作的实际需求，我们特此编写了《常见疾病 护理技术必备》一书。 本书旨在为读者提供全面、系统、实用的护理知识，内容涵盖 了基础护理操作、临床各科一般护理常规以及各科疾病的概念、临 床表现和护理措施。在编写过程中，我们注重理论与实践相结合，既阐述了护理技术的基本理论，又详细介绍了各项护理操作的具体 方法和注意事项。 全书共分为多个章节，分别涉及基础护理、内科护理、外科护 理、急诊科护理、妇产科护理等多个领域。每个章节都力求内容的 科学新颖，重点突出，以便读者能够快速掌握各科疾病的护理要点 和关键技术。同时，我们还结合临床实际案例，对护理技术进行了 深入浅出的阐述，使读者能够更好地理解和应用所学知识。 在编写过程中，我们充分参考了国内外最新的护理研究成果和 临床经验，力求使本书内容紧跟时代发展步伐，反映护理领域的最 新进展。我们相信，通过本书的学习，护理人员能够不断提升自己 的专业技能和综合素质，为患者提供更加优质、高效的护理服务。

目 录

第一章　护理安全及风险防范

第一节　护理风险防范措施

一、对全体护理人员进行质量意识、护理缺陷安全教育，树立爱岗敬业精神，对工作具有强烈的事业心和责任感。

二、树立“以人为本，满意服务”的服务理念，用真心、真情为患者服务。

三、认真执行各项规章制度和操作规程，不断更新专业知识，熟练掌握高新仪器的使用，努力提高专业技术水平。

四、进行各项护理操作均需履行告知程序，对新技术、新业务、自费项目、创伤性操作等需履行签字手续。

五、工作时间严格遵守劳动纪律，坚守岗位，不随意脱岗。

六、维护全局，搞好医护配合，加强护患沟通。

七、按护理级别要求巡视患者，认真观察患者病情变化，按要求规范书写护理记录及一般患者护理记录。抢救患者结束后6h内据实补救。

八、进行各项技术操作时，要严格按照操作规程，必须严格执行“三查七对”制度。

九、进行无菌技术操作时，严格执行无菌技术操作规范。

十、注意药物配伍禁忌，密切观察药物不良反应。

十一、病房各类药品放置有序，加强安全管理，确保患者用药安全。

十二、如出现护理差错或护理投诉按规定及时上报科室领导及护理部，不得隐瞒，并保存好病历。

十三、护理用具、抢救仪器要定期检查，保证处于备用状态，护理人员要熟悉放置位置，熟练掌握各种仪器的使用方法。

十四、按规定认真交接班，危重患者、新患者、年老体弱、手术、特殊检查及突然发生病情变化等患者要床头交接班。

十五、按有关规定使用一次性医疗物品，并定期检查，防止过期、包装破损、潮湿、污染等现象发生。

十六、按规定处理医用垃圾，防止再次污染及交叉感染，给患者带来伤害。

十七、住院期间要保证患者安全，防止各种意外发生。

十八、对专科开展的新项目及新技术应及时制定护理常规，以使护理人员能够遵照执行。

第二节　护理安全管理制度与监控措施

一、管理制度

1.认真落实各级护理人员的岗位责任制，工作明确min工，团结协作，结合各科情况，制定切实可行的防范措施。

2.安全管理有专人负责，定期组织检查，发现事故隐患及时报告，采取措施及时处理。

3.严格执行交接班制度、差错事故登记报告制度与分级护理制度，按时巡视病房，认真观察病情变化。

4.严格执行查对制度和无菌技术操作规程，做好消毒隔离工作，预防院内交叉感染。

5.对危重、昏迷、瘫痪患者及小儿应加强护理，必要时加床档、约束带，以防坠床，定时翻身，防止压力性损伤。

6.剧、毒、麻、贵重药品专人保管，加锁，账物相符。

7.抢救器材做到四定（定物品种类、定位放置、定量保存、定人管理）三及时（及时检查、及时维修、及时补充），抢救器械做好应急准备，一般不准外借。

8.抢救器材及用物保持性能良好，按时清点交接，严防损坏和遗失。

9.做好安全防护及消防工作，定期检查消防器材，保持备用状态。

10.对科室水、电、暖加强管理，保证不漏水、漏电、漏气.如有损坏及时维修。

11.内服药和外用药标签清楚，分别放置，以免误用。

二、监控措施

（一）氧气管理

1.用氧过程中严格遵守操作规程。

2.告知患者及家属勿在室内抽烟，氧气管道周围禁烟火和易燃品。

3.定期检查氧气接口，发现漏气及时维修。

4.中心吸氧设施有“四防”标志（防热、防油、防火、防震），并系有安全带，氧气筒内的氧气不可用尽。

（二）对危重患者及小儿防止发生意外措施

1.防坠床小儿要使用有床档的小儿床；昏迷及烦躁患者有专人守护，必要时加床档。

2.防烫伤需要热敷的患者，护士要及时巡视，严格交接班；给婴幼儿、老人、昏迷、肢体瘫痪麻痹患者用热水袋时，温度在50℃以内，热水袋不可直接接触病患的皮肤。

（三）制度落实

1.执行分级护理，进行健康教育，术后及长期卧床不起活动者，有人扶持，动作要轻慢，以防因体位变化，引起虚脱。

2.严格遵守操作规程，做好“三查七对”，按时巡视病房，发现不良反应及时处理。

3.对急危重症患者，做好各项基础护理

（1）昏迷患者专人护理，床旁备好压舌板、开口器、舌钳、纱布、吸痰器等，及时清理口腔分泌物。

（2）做好皮肤护理，定时翻身、拍背、按摩，防止压力性损伤的发生。

（3）烦躁患者给约束带固定，注意松紧适度，观察肢体血运、温度、颜色等变化。

（4）严格执行差错事故登记报告制度，发现隐患及时讨论处理并上报。

4.消防措施：对全员进行消防知识培训，掌握灭火器的操作规程，灭火器及消防栓保持性能良好，钥匙定位放置。

第三节　重要护理操作告知制度

一、对高难度、风险性有创操作，实施前必须提前告知。

二、操作前向患者告知该项操作的目的、必要性和操作方法，以及由此带来的不适或意外，取得患者配合。

三、必要时由患者家属签字。

四、操作中关键环节仍要随时解释，尽量减轻患者痛苦。

无论何种原因导致操作失败时，应礼貌性道歉，取得患者谅解。

第四节　手术部位确认标识制度与规范

一、术前1日，责任护士遵医嘱对手术患者进行查对（内容包括：床号、姓名、性别、年龄、手术名称、手术部位）。

二、经查对确认无误后，对手术区域进行皮肤准备，并以无菌巾包裹，绷带固定。

三、在患者手腕上戴上腕带，标明床号、姓名、手术名称，双侧手术部位注明左、右。

四、夜班护士认真检查手术患者的术前准备情况，核对患者腕带标识是否与医嘱相符。

五、患者到手术室前，值班护士再次核对手术患者的床号、姓名、手术名称及部位，再次检查皮肤准备情况。

六、手术患者确认程序

1.接患者时，当班护士和手术室人员共同核对床号、姓名、性别、年龄、疾病诊断、手术名称，确认无误后双方签字，将患者送到手术室。

2.由手术室巡回护士核对签字。

3.麻醉师与患者沟通确认后并签字。

4.手术医生术前再次核对患者的姓名、性别、年龄、手术部位（尤其是左右侧），确认无误后签字。

第五节　使用监护仪管理办法

一、所有护理人员均应具备识别主要报警信息的基本知识与技能。

二、报警系统供应商每年检修校正一次，每3个月设备科工程师进行检修一次。

三、监护仪报警音量根据科室的具体情况设置，使护理人员能够听到报警声，但又不影响其他患者。

四、报警音出现5S内护理人员必须进行处理，先按“静音/消音”键，使其静音，通知医师进行处理。如果病情需要重新调整报警界限，根据情况做相应处理。

五、交接班时，要查看上一班的主要报警信息，并注意观察该项体征变化情况。

六、检查指端挤压情况，每4h将指端SaO_2传感器更换到对侧。

第六节　护理投诉管理制度

一、凡在护理工作中因服务态度、服务质量及自身原因或技术因素而发生的护理缺陷，引起患者或家属不满，并以书面或口头方式反映到护理部或其他部门的意见，均为护理投诉。

二、护理部设专人接待护理投诉，认真倾听投诉者意见，耐心做好安抚工作并做好记录。

三、护理部设有《护理投诉登记本》，记录投诉事件的原因分析和处理经过、整改措施等。

四、护理部接到投诉后，及时反馈给科护士长、护士长，督促有关科室认真核对事情经过，分析事发原因，总结经验、接受教训，并提出整改措施。

五、根据事件情节严重程度，给予当事人相应的处理。

1.给予当事人批评教育。

2.当事人认真做书面检查，在科内备案。

3.向患者及家属赔礼道歉，取得谅解。

4.根据情节严重程度给予相应的经济处罚。

六、因护士违反操作规程给患者造成损失或痛苦，按《医疗事故处理条例》规定处理。

七、护理部定期总结分析护理投诉并在全体护士长会上公布，将有无投诉作为评选优秀科室的重要依据。

第七节　纠纷病历管理制度

一、当出现纠纷和医疗争议，患者及家属要求封存病历时，病房要保管好病历，以免丢失。

二、完善护理记录，要求护理记录要完整、准确、及时；护理记录内容全面与医疗记录一致，如患者死亡时间、病情变化时间、疾病诊断等。

三、检查体温单、医嘱单记录是否完整，包括医生的口头医嘱是否及时记录。

四、可复印病历资料：门（急）诊病历和住院病历中的住院志（即入院记录）、体温单、医嘱单、化验单（检验报告）、医学影像检查资料、特殊检查（治疗）同意书、手术同意书、手术及麻醉记录单、病历报告、护理记录、出院记录。

五、备齐所有有关患者的病历资料。

六、迅速与科领导、医务处（晚间及节假日与院总值班）联系。

七、病历封存后，由医务处指定专人保管。

第八节　差错、事故登记报告制度

一、各科室建立差错、事故登记本。

二、发生差错、事故后，要积极采取补救措施，以减少或消除由于差错、事故造成的不良后果。

三、当事人要立即向护士长汇报，护士长逐级上报发生差错、事故的经过、原因、后果，并登记。

四、发生严重差错或事故的各种有关记录、检查报告及造成事故的药品、器械等均应妥善保管，不得擅自涂改、销毁，以备鉴定。

五、差错、事故发生后，按其性质与情节，分别组织本科室护理人员进行讨论，以提高认识，吸取教训，改进工作，并确定事故性质，提出处理意见。

六、发生差错、事故的单位或个人，如不按规定报告，有意隐瞒，事后经领导或他人发现，须按情节轻重给予严肃处理。

七、护理部定期组织有关人员分析差错、事故发生的原因，并提出防范措施。

第二章　医院感染的预防与控制

医院是患者密集的场所，医院环境最容易被病原微生物污染，从而为疾病的传播提供外部条件，促进医院感染的发生。医院感染无论对社会及个人均带来严重危害。大量资料证明，只要护理管理严格、预防措施落实，医院感染发生就少。为此，我们必须采取综合性措施，确保每次消毒、灭菌、隔离达到预定的要求，以预防和控制医院感染的发生。与此同时，有责任向社会进行人人讲究卫生、时间保护环境的宣传。

第一节　医院感染

一、医院感染的定义

医院感染是指患者或工作人员在医院内获得并产生临床症状的感染。由于感染有一定的潜伏期，因此医院感染也包括在医院内感染而在出院后才发病的患者。

二、医院感染的分类

根据感染来源不同，医院感染分为：

（一）内源性感染（自身感染）指免疫机能低下患者由自身正常菌群引起的感染。即患者在发生医院感染之前已是病原携带者，当机体抵抗力降低时引起自身感染。

（二）医源性感染 指由环境他人处带来的外源菌群引起的感染。包括：

1.交叉感　在医院内或他人处（患者、带菌者、工作人员、探视者、陪护者）获得而引起的直接感染。

2.环境感染　由污染的环境（空气、水、医疗用具及其他物品）造成的感染。如由于手术室、空气污染造成患者术后切口感染，注射器灭菌不严格引起的乙型肝炎流行等。

三、常见的医院感染

（一）肺部感染

肺部感染常发生在一些慢性严重影响患者防御机制的疾病，如癌、白血病、慢性阻塞性肺炎，或行气管切开术、安置气管导管等患者中。判断肺部感染主要依据临床表现和X线透视或照片，其发生率在医院感染中约占23.3%~42%。肺部感染对危重患者、免疫抑制状态患者及免疫力衰弱等患者的威胁性大，病死率可达30%~50%。

（二）尿路感染 患者在入院时没有尿路感染的症状，而在其住院期间24h后出现症状（发热、排尿困难等），尿培养有细菌生长，或虽无症状，但尿标本中的白细胞在10个/mL以上，细菌多于105/mL，都可判为尿路感染。我国统计，尿路感染的发生率在医院感染中约占20.8%~31.7%，66%~86%尿路感染的发生与导尿管的使用有关。

（三）伤口感染 伤口感染包括外科手术及外伤性事件中的伤口感染，判断伤口感染主要看伤口及附近组织有无炎性反应或出现脓液，更确切是细菌培养。据统计伤口感染发生率在医院感染中约占25%。

（四）病毒性肝炎 病毒性肝炎不仅在健康人中可以传染，在患者中更易传染。病毒性肝炎可分为甲型、乙型、丙型、丁型、戊型五种。

甲型肝炎和戊型肝炎的传染源是患者和无症状感染者，经消化道传染。患者排出带有病毒的粪便，未经消毒处理，污染了水源或食物，人们误食了未煮沸的水或未煮熟的食物而被传染，即粪~口传染。

乙型肝炎、丙型肝炎、丁型肝炎的传染源是患者和病毒携带者，病毒存在于血液及各种体液中，传染性血液可透过皮肤、黏膜的微小损害而感染，还可通过母婴垂直传播，或通过输注血液制品，密切性接触而传染。

（五）皮肤及其他部位感染 患者在住院期间发生皮肤或皮下组织化脓、各种皮炎、压力性损伤感染、菌血症、静脉导管及针头穿刺部位感染、子宫内膜感染、腹内感染等。

住院患者中凡有气管插管、多次手术或延长手术时间、留置导尿、应用化疗、放疗、免疫抑制剂者，以及老年患者，均应视为预防医院感染的重点对象。

四、医院感染的促发因素

（一）主观因素

医务人员对医院感染及其危害性认识不足；不能严格地执行无菌技术和消毒隔离制度；医院规章制度不全，无健全的门急诊预检、分诊制度，住院部没有入院卫生处置制度，致使感染源传播。此外，缺乏对消毒灭菌效果的监测，不能有效地控制医院感染的发生。

（二）客观因素

1.侵入性诊治手段增多 据统计，美国每年因使用医疗器械而发生感染者占医院感染的45%。如内窥镜、泌尿系导管、动静脉导管、气管切开、气管插管、吸入装置、脏器移植、牙钻、采血针、吸血管、监控仪器探头等侵入性诊治手段，不仅可把外界的微生物导入体内，而且损伤了机体的防御屏障，使病原体容易侵入机体。

2.使用可抑制免疫的治疗方法 因为治疗需要，使用激素或免疫抑制剂，接受化疗、放疗后，致使患者自身免疫机能下降而成为易感者。

3.大量抗生素的开发和普及治疗过程中应用多种抗生素或集中使用大量抗生素，使患者体内正常菌群失调，耐药菌株增加，致使病程延长，感染机会增多。

4.易感患者增加 随着医疗技术的进步，过去某些不治之症可治愈或延长生存时间，故住院患者中慢性疾病、恶性疾病、老年患者所占比例增加，而这些患者对感染的抵抗力是相当低的。

5.环境污染严重 医院中由于传染源多，所以环境的污染也严重。其中，污染最严重的是感染患者的病房，厕所的污染也很严重，抽水马桶每抽一次水都可能激起大量微生物气溶胶。病区中的公共用品，如水池、浴盆、便器、手推车、拖布、抹布等，也常有污染。

6.对探视者未进行必要的限制 对探视者放松合理和必要的限制时，以致由探视者或陪住人员把病原菌带入医院的可能性增加。

五、医院感染的预防和控制

发生医院感染的原因虽然多种多样，但只要加强管理，采取行之有效的措施，将近2/3的医院感染是可预防的。

（一）改进医院建筑与布局 医院建筑布局合理与否对医院感染的预防至关重要。对传染病房、超净病房、手术室、监护室、观察室、探视接待室、供应室、洗衣房、厨房等，从预防感染角度来看，为防止细菌的扩散和疾病的蔓延，在设备与布局上都应有特殊的要求。

（二）严格执行规章制度 制度是人们长期工作实践中的经验总结和处理、检查各项工作的依据。包括消毒隔离制度、无菌技术操作规程及探视制度等。隔离旨在将污染局限在最小范围内，是预防医院感染最重要的措施之一。无菌操作规程是医护人员必须遵守的医疗法规，贯穿在各项诊疗护理过程中。每一个医护人员都应从医院感染、保护患者健康出发严格执行制度、常规及实施细则，并劝告患者与探视者共同遵守。

（三）做好消毒与灭菌处理 消毒与灭菌是控制医院感染的一项有效措施。

（四）加强清洁卫生工作 清洁卫生工作包括灰尘、污垢的擦拭和清除，也包括对蚊虫、苍蝇、蟑螂、鼠类等的防治。

进行清洁卫生工作时，必须注意不要扬起灰尘，避免扩散污染。医院内不应使用扫帚与掸子，拖布的头最好能卸下以便消毒。病房的清洁卫生工作，宜在污染后立即进行。其顺序应由污染较轻的病房开始，逐步进入污染较严重的区域，最后处理患者公共活动场所。医护人员工作地点亦应进行清洁卫生打扫。

（五）采取合理的诊断治疗方法 使用抗菌药要有的放矢，应用抑制免疫疗法要采取相应的保护措施，如先治疗慢性病灶防止自身感染，定期检查白细胞动态与其他监测，提供药物预防等。对易于将微生物引入体内的诊断治疗要切实做好消毒、灭菌工作，严格无菌技术操作。

（六）及时控制感染的流行 控制感染流行主要包括寻找传染来源与途径，采取相应的隔离与消毒措施。

（七）开展医院感染的监测工作 医院感染监测的目的是通过监测取得第一手资料，分析医院感染的原因，发现薄弱环节，为采取有效措施提供依据并通过监测来评价各种措施的效果。监测的主要内容包括：环境污染监测、灭菌效果监测、消毒污染监测、特殊病房监测（如烧伤、泌尿科病房、手术室、监护室等）、菌株抗药性监测、清洁卫生工作监测、传染源监测、规章制度执行监测等。监测工作应作为常规，定期、定点、定项目地进行。对感染的记录要求详细具体，并以病房为单位定期统计分析。

（八）改善工作人员的卫生与健康条件 所有医院工作人员均应定期进行健康检查，若有不适或疑为传染性疾病，应立即报告，以便采取相应措施，并根据需要注射有关疫苗，必要时还可进行被动免疫或药物预防。

医护人员还应做好个人防护，一是防止将病菌传给自身或带出病房；二是防止将病菌传给房内的易感者。个人防护中主要是穿戴个人防护装备（衣、帽、鞋、手套、口罩）以及洗手消毒。

第二节　病室常用物品的清洁与保养

一、清洁

清洁是指清除物品上的一切污秽，如血迹、分泌物、油脂、污垢等。通过机械的冲刷，不但使物品洁净、美观，而且可将物体上细菌污染数量降低到公共卫生规定的安全水平以下。同时它又是消毒、灭菌前的重要准备工作。

二、保养

保养是指保护物品免于损坏，延长使用期限的方法。

详见表2～2

	搪瓷类	玻璃类	橡胶类	金属类	布类	毛织品	高min子化 合物	其他
种类	治疗盘 弯盘 水杯 碗 脸盆 便器	注射器 体温计 各种容器	鼻导管 肛管 热水袋 冰袋 气圈 手套	针头 手术器械	治疗巾 包布 被服	毛毯	硅胶管 人造血管 气管 心脏瓣膜 塑料制品	运输工具 家具 地面墙壁
清洁法	冲洗 → 刷洗 →冲净 ↗ 擦干 清水 → 洗洁精→ 清水 ↘ 晾干				送洗			
	油脂污垢用热碱水或洗洁精龙胆紫污渍用酒精或草酸擦拭再洗净	注射器的活塞空筒分别洗净输液瓶玻璃接管用清洁液浸泡24h再洗净	充分搓管腔除腔内附物，胶布印迹用油擦去	器械轴打开将吸刻纹洗净针水加压洗	陈旧血迹用过氧化氢透迹用1%热草酸溶液浸泡后洗净墨迹用2%草酸溶液	中性皂水轻揉后洗净晒干	肥皂水和清水洗净	肥皂水擦洗

续表

保养原则	防裂纹	防破碎	防粘连硬刺破	防锈防钝	防霉防虫	防霉防虫	防脆化熔解	
保养方法	轻拿轻放撞碰	轻拿轻，防磕碰	收存时滑石粉免扭曲、折叠挤	涂油保	有破损时缝补	勤晒	硅胶管忌酒精耐高温	
	勿与强酸强碱接触	防止因骤冷骤热而破裂	袋类晾后吹气存	钝、锐器械分类放置	折叠整齐置干燥柜中	裹卫生球置干燥柜中	温水擦洗防冷变硬	
	勿用粗糙物擦拭	盛装用具放软垫或逐件包裹尤应注意尖细部	避免与发性液油类 酸碱物质切勿与利物勿碰				塑料制品忌高温	防损坏使用时加强保护

第三节　消毒与灭菌

清洁、消毒、灭菌是预防和控制医院感染的一个重要环节。它包括医院病室内外环境的清洁、消毒、诊疗用具、器械、药物的消毒、灭菌，以及接触传染病患者的消毒隔离和终末消毒等措施。

一、概念

（一）消毒

是指杀灭或清除传播媒介上的病原微生物，使之达到无害化的处理。根据有无已知的传染源可min预防性消毒和疫源性消毒；根据消毒的时间可分为随时消毒和终末消毒。

（二）灭菌

是指杀灭或清除传播媒介上的所有微生物（包括芽孢），使之达到无菌程度。经过灭菌的物品称“无菌物品”。用于需进入人体内部，包括进入血液、组织、体腔的医用器材，如手术器械、注射用具、一切置入体腔的引流管等，要求绝对无菌。

消毒与灭菌是两 个不同的要领。灭菌可包括消毒，而消毒却不能代替灭菌。消毒多用于卫生防疫方面，灭菌则主要用于医疗护理。

二、消毒、灭菌的原则

（一）明确消毒的主要对象

应具体分析引起感染的途径、涉及的媒介物及病原微生物的种类，有针对性地使用消毒剂。

（二）采取适当的消毒方法

根据消毒对象选择简便、有效、不损坏物品、来源丰富、价格适中的消毒方法。

医院诊疗器械按污染后可造成的危害程度和在人体接触部位不同分为三类：

1.高度危险的器材 穿过皮肤、黏膜而进入无菌的组织或器官内部，或与破损的皮肤黏膜密切接触的器材，如手术器械、注射器、心脏起搏器等。必须选用高效消毒法（灭菌）。

2.中度危险的器材仅与皮肤、黏膜密切接触，而不进入无菌组织内，如内窥镜、体温计、氧气管、呼吸机及所属器械、麻醉器械等。应选用中效消毒法，杀灭除芽孢以外的各种微生物。

3.低度危险器材和物品 不进入人体组织，不接触黏膜，仅直接或间接地与健康无损的皮肤接触，如果没有足够数量的病原微生物污染，一般并无危害，如口罩、衣被、药杯等，应选用低效消毒法或只作一般卫生处理。只要求去除一般细菌繁殖体和亲脂病毒。

（三）控制影响消毒效果的因素

许多因素会影响消毒剂的作用，而且各种消毒剂对这些因素的敏感性差异很大。

1.微生物的种类 不同类型的病原微生物对消毒剂抵抗力不同，因此，进行消毒时必须区别对待。

（1）细菌繁殖体 易被消毒剂消灭，一般革兰氏阳性球菌对消毒剂较敏感，革兰氏阴性杆菌则常有较强的抵抗力。繁殖体对热敏感，消毒方法以热力消毒为主。

（2）细菌芽孢 芽孢对消毒因子耐力最强，杀灭细菌芽孢最可靠的方法是热力灭菌，电离辐射和环氧乙烷熏蒸法。在化学消毒剂中，戊二醛、过氧乙酸能杀灭芽孢，但可靠性不如热力灭菌法。

（3）病毒 对消毒因子的耐力因种类不同而有很大差异，亲水病毒的耐力较亲脂病毒强。

（4）真菌 对干燥、日光、紫外线以及多数化学药物耐力较强，但不耐热（60℃ 1h 杀灭）。

2.微生物的数量污染的微生物数量越多需要消毒的时间就越长，剂量越大。

3.有机物的存在①有机物在微生物的表面形成保护层妨碍消毒剂与微生物的接触或延迟消毒剂的作用，以至于微生物逐渐产生对药物的适应性。②有机物和消毒剂作用，形成溶解度比原来更低或杀菌作用比原来更弱的化合物。③一部分消毒剂与有机物发生了作用，则对微生物的作用浓度降低。④有机物可中和一部分消毒剂。消毒剂中重金属类、表面活性剂等受有机物影响较大，对戊二醛影响较小。

4.温度随着温度的升高，杀菌作用增强，但温度的变化对各种消毒剂影响不同。如甲醛、戊二醛、环氧乙烷的湿度升高1倍时，杀菌效果可增加10倍。而酚类和酒精受温度影响小。

5.pH值从两方面影响杀菌作用。①对消毒剂的作用：改变其溶解度和min子结构。②pH过高或过低对微生物的生长均有影响。在酸性条件下，细菌表面负电荷减少，阴离子型消毒剂杀菌效果好。在碱性条件下，细菌表面负电荷增多，有利于阳离子型消毒剂发挥作用。

6.处理剂量与监测保证消毒、灭菌处理的剂量，加强效果监测，防止再污染。

三、消毒、灭菌的方法

（一）物理消毒灭菌法

利用物理因子杀灭微生物的方法。包括热力消毒灭菌、辐射消毒、空气净化、超声波消毒和微波消毒等。

1.热力消毒灭菌 高温能使微生物的蛋白质和酶变性或凝固（结构改变导致功能丧失），新陈代谢受到障碍而死亡，从而达到消毒与灭菌的目的。在消毒中，热可分为湿热与干热两大类。

【干热消毒灭菌】

干热是指相对湿度在20%以下的高热。干热消毒灭菌是由空气导热，传热效果较慢。一般繁殖体在干热80～100℃中经1h可以杀死，芽孢需160～170℃经2h方可杀死。

（1）燃烧法是一种简单、迅速、彻底的灭菌方法，因对物品的破坏性大，故应用范围有限。

烧灼法：一些耐高温的器械（金属、搪瓷类），在急用或无条件用其他方法消毒时可采用此法。将器械放在火焰上烧灼1～2分钟。若为搪瓷容器，可倒少量95%乙醇，慢慢转动容器，使乙醇分布均匀，点火燃烧至熄灭约1～2分钟。采集作细菌培养的标本时，在留取标本前后（即启盖后，闭盖前）都应将试管（瓶）口和盖子置于火焰上烧灼，来回旋转2～3次。

燃烧时要注意安全，须远离易燃易爆物品，如氧气、汽油、乙醚等。燃烧过程不得添加乙醇，以免引起火焰上窜而致灼伤或火灾。锐利刀剪为保护刀锋，不宜用燃烧灭菌法。

焚烧：某些特殊感染，如破伤风、气性坏疽、绿脓杆菌感染的敷料，以及其他已污染且无保留价值的物品，如污纸、垃圾等，应放入焚烧炉内焚烧，使之炭化。

（2）干烤法

电热烤箱：利用烤箱的热空气消毒灭菌。烤箱通电加热后的空气在一定空间不断对流，产生均一效应的热空气直接穿透物体。一般繁殖体在干热80～100℃中经1h可以杀死，芽孢、病毒需160～170℃经2h方可杀死。热空气消毒灭菌法适用于玻璃器皿、瓷器以及吸收性明胶海绵、液状石蜡、各种粉剂、软膏等。灭菌后待箱内温度降至50～40℃以下才能开启柜门，以防炸裂。

微波消毒：微波是一种高频电磁波，其杀菌的作用原理，一为热效应，所及之处产生min子内部剧烈运动，使物体里外湿度迅速升高；一为综合效应，诸如化学效应、电磁共振效应和场致力效应。目前已广泛应用于食品、药品的消毒，用微波灭菌手术器械包、微生物实验室用品等亦有报告。若物品先经1%过氧乙酸或0.5%新苯扎氯铵湿化处理后，可起协同杀菌作用，照射2分钟，可使杀芽孢率由98.81%增加到99.98%～99.99%。

微波对人体有一定危害性，其热效应可损伤睾丸、眼睛晶状体等，长时间照射还可致神经功能紊乱。使用时可设置不透微波的金属屏障或戴特制防护眼镜等。

【湿热消毒灭菌】

湿热消毒灭菌是由空气和水蒸气导热，传热快，穿透力强，湿热灭菌法比干热灭菌法所需温度低、时间短。

（1）煮沸法 将水煮沸至100℃，保持5～10分钟可杀灭繁殖体，保持1～3h可杀灭芽孢。在水中加入碳酸氢钠至1%～2%浓度时，沸点可达105℃，能增强杀菌作用，还可去污防锈。在高原地区气压低、沸点低的情况下，要延长消毒时间（海拔每增高300m，需延长消毒时间2分钟）。此法适用于不怕潮湿耐高温的搪瓷、金属、玻璃、橡胶类物品。

煮沸前物品涮洗干净，打开轴节或盖子，将其全部浸入水中。大小相同的碗、盆等均不能重叠，以确保物品各面与水接触。锐利、细小、易损物品用纱布包裹，以免撞击或散落。玻璃、搪瓷类放入冷水或温水中煮；金属、橡胶类则待水沸后放入。消毒时间均从水沸后开始计时。若中途再加入物品，则重新计时，消毒后及时取出物品，保持其无菌状态。

经煮沸灭菌的物品。"无菌"有效期不超过6h。

（2）高压蒸汽灭菌法高压蒸汽灭菌器装置严密，输入蒸汽不外溢，温度随蒸汽压力增高而升高，当压力增至103～206kPa时，湿度可达121.3～132℃。高压蒸汽灭菌法就是利用高压和高热释放的潜热进行灭菌，为目前可靠而有效的灭菌方法。适用于耐高温、高压，不怕潮湿的物品，如敷料、手术器械、药品、细菌培养基等。

潜热是指当lg100℃的水蒸气变成lg100℃水时，释放出2255.2J的热量。

高压蒸汽灭菌的关键问题是为热的传导提供良好条件，而其中最重要的是使冷空气从灭菌器中顺利排出。因为冷空气导热性差，阻碍蒸汽接触欲灭菌物品，并且还可减低蒸汽min压使之不能达到应有的温度。

手提式高压蒸汽灭菌器：为金属圆筒，分为两层，隔层内盛水，有盖，可以旋紧，加热后产生蒸汽。锅外有压力表，当蒸汽压力升高时，温度也随之相应升高。该灭菌器体积小，可自发蒸汽，便于携带。

操作方法如下：在灭菌器中盛水3000mL；将拟灭菌的物品随同盛装的桶放入灭菌器内；将盖子上的排气软管插于铝桶内壁的方管中；盖好盖子，拧紧元宝螺丝，勿使漏气；锅下加热，打开排气活门，放出冷空气（一般在水沸后排气10～15分钟左右），关闭放气活门，使压力逐渐上升至103kPa，温度达121.3℃，维持20分钟后，排气至

“0”时，慢慢打开盖子。如果突然开盖，冷空气大量进入，蒸汽凝成水滴，使物品潮湿，且玻璃类易发生爆裂。

卧式高压蒸汽灭菌器：其结构原理同手提式高压蒸汽灭菌器，因其体积大，一次可灭菌大量物品。操作人员须经专业培训，合格后方能上岗。

后再关闭放气开关，待夹层压力表达到灭菌所需压力时（约10分钟后），将蒸汽控制阀移至“消毒”位置，使蒸汽进入柜室，柜室内的冷空气及冷凝水可由柜室阻气器排出，待柜室的压力升到103～137kPa，温度达121.3～126.2℃时，转动压力调节阀，使压力与温度保持恒定。维持30分钟后，将蒸汽控制阀移至“排气”位置，排气毕，将蒸汽控制阀移至“干燥”位置；物品干燥后，将蒸气控制阀移至“关闭”位置，待压力指针到“0”位置和热空气排尽后，才能打开柜门，取出物品；关紧进气阀。

预真空式高压蒸汽灭菌器：在通入蒸汽前有一预处理阶段，即柜室内抽负压至2.6kPa（空气排除约98%），所以，预真空高压蒸汽灭菌器除有下排气式所具备的灭菌系统、蒸汽输送系统、控制系统、安全系统和仪表监测指示系统外，增加抽负压系统和空气过滤系统。机器运转由电脑控制。

预真空式高压蒸汽灭菌器湿度可达132～135℃，具有灭菌周期快、效率高，完成整个灭菌周期只需25分钟，节省人力、时间和能源；冷空气排除较可靠与彻底；对物品的包装、排放要求较宽，而且真空状态下物品不易氧化损坏的特点。但设备费、维修费较高，对柜体密封性要求较高，漏气量每分钟不得使负压升高值超过0.13kPa。存在小装量效应，即欲灭菌物品放得过少，灭菌效果反而较差。小装量效应的发生主要由于物品体积愈小，在柜内残留空气愈多，对蒸汽接触物品的阻隔作用愈大所致，瓶装液体不用此法灭菌。

操作方法如下：打开蒸汽管道阀门，首先将柜室夹层和管道内的空气和积水排净，使夹套内达到预定压力和温度（104～167℃），将待灭菌物品装入柜室，关紧柜门。柜室内抽负压至2.6kPa，向柜室内输入蒸汽，将控制阀移至“消毒”的位置。随后机器按一定程序自动运行，诸如：“恒温”“排气”“干燥”“关闭”等。待恢复常态后打开柜门取出物品。灭菌时使压力达206kPa，温度为132℃，维持4～5分钟。

高压蒸汽灭菌法的注意事项：

第一，无菌包不宜过大（小于50cm×30cm×30cm），不宜过紧，各包裹间要有间隙，使蒸汽能对流易渗透到包裹中央。消毒前，打开贮槽或盒的通气孔，有利于蒸汽流通。而且排气时使蒸汽能迅速排出，以保持物品干燥。消毒灭菌完毕，关闭贮槽或盒的通气孔，以保持物品的无菌状态。

第二，布类物品应放在金属类物品上，否则蒸汽遇冷凝聚成水珠，使包布受潮。阻碍蒸汽进入包裹中央，严重影响灭菌效果。

第三，定期检查灭菌效果。经高压蒸汽灭菌的无菌包、无菌容器有效期以1周为宜。

高压蒸汽灭菌效果的监测：有以下三种方法。

第一种是工艺监测，又称程序监测。根据安装在灭菌器上的量器（压力表、温度表、计时表）、图表、指示针、报警器等，指示灭菌设备工作正常与否。此法能迅速指出灭菌器的故障，但不能确定待灭菌物品是否达到灭菌要求。此法作为常规监测方法，每次灭菌均应进行。

第二种是化学指示监测。利用化学指示剂在一定温度与作用时间条件下受热变色或变形的特点，以判断是否达到灭菌所需参数。常用的有：

自制测温管：将某些化学药物的晶体密封于小玻璃管内（长2cm，内径1～2mm）制成。常用试剂有苯甲酸（熔点121～123℃）等。灭菌时，当湿度上升至药物的熔点，管内的晶体即熔化，事后，虽冷却再凝固，其外形仍可与未熔化的晶体相区别，此法只能指示温度，不能指示热持续时间是否已达标，因此是最低标准。主要用于各物品包装的中心情况的监测。

3M压力灭菌指示胶带：此胶带上印有斜形白色指示线条图案，是一种贴在待灭菌的无菌包外的特制变色胶纸。其粘贴面可牢固地封闭敷料包、金属盒或玻璃物品，在121℃经20分钟，130℃经4分钟后，胶带100%变色（条纹图案即显现黑色斜条）。3M胶带既可用于物品包装表面情况的监测，又可用于对包装中心情况的监测，还可以代替别针，夹子或带子使用。

第三种是生物指示剂监测。利用耐热的非致病性细菌芽孢作指示菌，以测定热力灭菌的效果。菌种用嗜热脂肪杆菌，本菌芽孢对热的抗力较强，其热死亡时间与病原微生物中抗力最强的肉毒杆菌芽孢相似。生物指示剂有芽孢悬液、芽孢菌片以及菌片与培养基混装的指示管。检测时应使用标准试验包，每个包中心部位置生物指示剂2个，放在灭菌柜室的5个点，即上、中层的中央各一个点，下层的前、中、后各一个点。灭菌后，取出生物指示剂，接种于溴甲酚紫葡萄糖蛋白胨水培养基中，置

55～60℃温箱中培养48h至7天，观察最终结果。若培养后颜色未变，澄清透明，说明芽孢已被杀灭。达到了灭菌要求。若变为黄色混浊，说芽孢未被杀灭，灭菌失败。

【干热灭菌与湿热灭菌的比较】

干热与湿热灭菌虽然都是利用热的作用杀菌，但由于本身的性质与传导介质不同，所以其灭菌的特点亦不一样（表2～3）。

表2～3　干热灭菌与湿热灭菌的比较

	干热	湿热
	空气	水和蒸汽
对物品影响	烤焦	濡湿（皮革损坏）
适用对象	金属 玻璃与其他不含焦化物品	棉织品 水液等不畏湿热 物品
作用温度	高（160～400℃）	低（60～134℃）
作用时间	长（1～5h）	短（4～60分钟）
杀菌能力	较差	较强

湿热与干热各有特点，互相很难完全取代，但总的说来，湿热的消毒效果较干热好，所以使用也普遍。湿热较干热消毒效果好的原因有三；①蛋白质在含水多时易变性，含水量多，愈易凝固；②湿热穿透力强，传导快。③蒸汽具有潜热，当蒸汽与被灭菌的物品接触时，可凝结成水而放出潜热，使湿度迅速升高，加强灭菌效果。

2.国徽消毒灭菌包括光照消毒和电离国徽。光消毒主要是利用紫外线照射，使菌体蛋白发生光解、变性，菌体内的氨基酸、核酸、酶遭到破坏而致细菌死亡。紫外线通过空气时，可使空气中的氧气电离产生臭氧，加强了杀菌作用。紫外线穿透性差，不能透过玻璃，尘埃，纸张和固体物质；透过空气能力较强，透过液体能力很弱。光照消毒对杆菌杀菌力强，对球菌较弱，对霉菌、酵母菌更弱。对生长期细菌敏感，对芽孢敏感性差。光照消毒因地区、季节、环境的影响，效果有所差异，当温度低于4℃，湿度超过50%时，杀菌能力减弱。因此，消毒时，必须提高温度，延长消毒时间，一般室温保持在10～25℃为宜。减少空气中的尘埃，直接照射物品，可提高消毒的效果。

（1）日光曝晒法日光由于其热、干燥和紫外线作用，具有一定的杀菌力，将物品放在直射日光下，暴晒6h，定时翻动，使物体各面均受日光照射。此法多用于被褥、床垫、毛毯、书籍等物品的消毒。

（2）紫外线灯管消毒法 紫外线因其光谱位于紫色可见光之外，故称紫外线。紫外线灯管是一种人工制造的低压汞石英灯管，管内注入压强0.4～0.6kPa的氩气和水银数滴，管子两端用钨丝做成螺旋状电极。通电后，氩气先电离，然后冲击水银电离，发放紫外线。经5～7分钟后受紫外线照射的空气，才能使氧气产生臭氧。因此消毒时间应从灯亮5～7分钟后计时，紫外线杀菌能力与其波长有密切关系。最佳杀菌波长为2537nm（是细菌对紫外线吸收最快的波长）。

常用的紫外线灯管有15W、20W、30W、40W四种，可采用悬吊式，移动式灯架照射，或紫外线消毒箱内照射。紫外线灯配用抛光铝板作反向罩，可增强消毒效果。

用于物品消毒时，如选用30W紫外线灯管，有效照射距离为25～60cm，时间为25～30分钟（物品要摊开或挂起，扩大照射面）。

用空气消毒时，室内每10m2 安装30W紫外线灯管1支，有效距离不超过2m。照射时间为30～60分钟，照射前清扫尘埃，照射时关闭门窗，停止人员走动。

注意事项：①注意眼睛、皮肤的保护，照射时嘱患者勿直视紫外线光源，可戴墨镜，或用纱布遮盖双眼。用被单遮盖肢体，以免引起眼炎或皮肤红斑。②紫外线灯管要保持清洁透亮。灯管要轻拿轻放。关灯后应间隔3～4分钟后才能再次开启。一次可连续使用4h。③定期监测消毒效果。紫外线灯杀菌力取决于紫外线输出量的大小，灯管的输出强度随使用时间的增加而减弱。故日常消毒多采用紫外线强度计或化学指示卡进行监测，新管（30W）不低于100uW/cm2；使用中的旧管在50－70uW/cm2，则需延长消毒时间；低于50uW/cm2者必须更换。定期进行空气细菌培养，以检查杀菌效果。

（3）臭氧灭菌灯（电子灭菌灯）消毒法 灭菌灯内装有1～4支臭氧发生管，在电场作用下，将空气中的氧气转换成高纯臭氧。臭氧主要依靠其强大的氧化作用而杀菌。使用灭菌灯时，关闭门窗，确保消毒效果。用于空气消毒时，人员须离开现场，消毒结束后20～30分钟方可进入。

（4）电离辐射灭菌法 应用放射性同位素r源或直线加速器发生的高能量电子束进行灭菌。适用于忌热物品的常温灭菌方法。又称“冷灭菌”。尤其对一次性应用的医疗器材、密封包装后需长期储存的器材、精密医疗器材和仪器，以及移植和埋植的组织和人工器官，节育用品等特别适用。

3.空气净化空气本身缺乏细菌维持生活所需的营养物，再加上日光对细菌的影响，故空气中细菌很少。但如果室内光照和通风较差，同时微生物不断地从室内人群的呼吸道、皮肤排出，以及室内物品表面的浮游菌。使室内空气中细菌比室外多。利用通风或空气过滤器可使室内空气中的细菌、尘埃大降低，达到净化目的。

（1）自然通风定时开放门窗，以通风换气，这样可降低室内空气含菌的密度，短时间内使大气中的新鲜空气替换室内的污浊空气。通风是目前最简便、行之有效的净化空气的方法。通风的时间可根据湿度和空气流通条件而定。夏季应经常开放门窗以通风换气；冬季可选择清晨和晚间开窗，每日通风换气两次，每次20～30分钟。

（2）空气过滤除菌 是医院空气净化措施中采取的现代化设备。即使空气通过孔隙小于0.2 μ 的高效过滤器，利用物理阻留、静电吸附等原理除去介质中的微生物。通过过滤除菌使病室、手术室或无菌药物控制室内的空气达到绝对净化的目的。

凡在送风系统上装备高效空气过滤器的房间，称生物洁净室。适用于无菌护理室、无菌手术室等。空气净化的进展，为重大手术的开展和治疗大面积烧伤患者防止感染，提供了更加有利的条件。

4.超声波消毒法 是利用频率在20～200kHz的声波作用下，使细菌细胞机械破裂和原生质迅速游离，达到消毒目的。如超声洗手器，用于手的消毒。超声洗涤机，用于注射器的清洁和初步的消毒处理。

（二）化学消毒灭菌法

利用化学药物渗透细菌的体内，使菌体蛋白凝固变性，干扰细菌酶的活性，抑制细菌代谢和生长或损害细胞膜的结构，改变其渗透性，破坏其生理功能等，从而起到消毒灭菌作用。所用的药物称化学消毒剂。有的药物杀灭微生物的能力较强，可以达到灭菌，又称为灭菌剂。

凡不适于物理消毒灭菌而耐潮湿的物品，如锐利的金属、刀、剪、缝针和光学仪器（胃镜、膀胱镜等）及皮肤、黏膜，患者的分泌物、排泄物、病室空气等均可采用此法。

1.化学消毒灭菌剂的使用原则

（1）根据物品的性能及病原体的特性，选择合适的消毒剂。

（2）严格掌握消毒剂的有效浓度、消毒时间和使用方法。

（3）需消毒的物品应洗净擦干，浸泡时打开轴节，将物品浸没于溶液里。

（4）消毒剂应定期更换，挥发剂应加盖并定期测定比重，及时调整浓度。

（5）浸泡过的物品，使用前需用无菌等渗盐水冲洗，以免消毒剂刺激人体组织。

2.常用化学消毒灭菌方法

（1）浸泡法 选用杀菌谱广、腐蚀性弱、水溶性消毒剂，将物品浸没于消毒剂内，在标准的浓度和时间内，达到消毒灭菌目的。

（2）擦拭法 选用易溶于水、穿透性强的消毒剂，擦拭物品表面，在标准的浓度和时间里达到消毒灭菌目的。

（3）熏蒸法 加热或加入氧化剂，使消毒剂呈气体，在标准的浓度和时间里达到消毒灭菌目的。

适用于室内物品及空气消毒或精密贵重仪器和不能蒸、煮、浸泡的物品（血压计、听诊器以及传染患者用过的票证等），均可用此法消毒。

①纯乳酸 常用于手术室和病室空气消毒。每100m2空间用乳酸12mL加等量水，放入治疗碗内，密闭门窗，加热熏蒸，待蒸发完毕，移去热源，继续封闭2h，随后开窗通风换气。

②食醋 5～10mL/m^3加热水1～2m3，闭门加热熏蒸到食醋蒸发完为止。因食醋含5%醋酸可改变细菌酸碱环境而有抑菌作用，对流感、流脑病室的空气可进行消毒。

此外，尚可应用甲醛或过氧乙酸等进行熏蒸灭菌（详见表5～2）。

（4）喷雾法借助普通喷雾器或气溶胶喷雾器，使消毒剂产生微粒气雾弥散在空间，进行空气和物品表面的消毒。如用1%漂白粉澄清液或0.2%过氧乙酸溶液作空气喷雾。对细菌芽孢污染的表面，每立方米喷雾2%过氧乙酸溶液8mL经30分钟（在18℃以上的室温下），可达99.9%杀灭率。

（5）环氧乙烷气体密闭消毒法将环氧乙烷气体置于密闭容器内，在标准的浓度、湿度和时间内达到消毒灭菌目的。

环氧乙烷是广谱气体杀菌剂，能杀灭细菌繁殖体及芽孢，以及真菌和病毒等。穿透力强，对大多数物品无损害，消毒后可迅速挥发，特别适用于不耐高热和温热的物品，如精密器械、电子仪器、光学仪器、心肺机、起搏器、书籍文件等，均无损害和腐蚀等副作用。本品沸点为10.8℃，只能灌装于耐压金属罐或特制安瓿中。

操作方法：灭菌可用柜室法或丁基橡胶袋法。

①柜室法可在环氧乙烷灭菌柜内进行。将物品放入柜室内，关闭柜门，余温加热至40～60℃，抽真空至21kPa左右，通入环氧乙烷，用量1kg/m^3，在最适相对温度

（60%～80%）情况下作用6～12h。灭菌完毕后排气打开柜门，取出物品。

②丁基橡胶袋法在特制的袋内进行。将物品放入袋内，挤出空气，扎紧袋口。环氧乙烷给药可事先放安瓿于袋内，扎紧袋口后打碎，使其气体扩散；亦可将钢瓶放在40～50℃温水中汽化后与袋底部胶管相通，使气体迅速进入，用药量为2.5g/L。将橡胶袋底部通气口关闭，放入20～30℃室温中放置8～24h。

注意事项

①环氧乙烷应存放在阴凉、通风、无火源、无电开关处。用时轻取轻放，勿猛烈碰撞。②消毒时，应注意环境的相对湿度和温度。钢 瓶需加温时，热水不可超过70℃。③消毒容器不能漏气（检测有无漏气，可用浸有硫代硫酸钠指示剂的滤纸片贴于可疑部位。如有漏气，滤纸片由白色变粉红色）。袋内物品放置不宜过紧。④环氧乙烷有一定吸附作用，消毒后的物品，应放置在通风环境，待气体散发后再使用。⑤本品液体对皮肤、眼及黏膜刺激性强，如有接触，立即用水冲洗。⑥在环氧乙烷消毒的操作过程中，如有头晕头痛等中毒症状时，应立即离开现场，至通风良好处休息。

3.消毒剂的性质与消毒水平

（1）高水平消毒剂 杀菌谱广、消毒方法多样，如环氧乙烷、过氧乙酸、甲醛、戊二醛、含氯消毒剂（漂白粉、三合一、次氯酸钠、优氯净等）。高水平消毒剂性质不稳定，需现用现配。

（2）中等水平消毒剂 其特点是溶解度好、性质稳定、能长期贮存，但不能作灭菌剂。如碘附、碘酒、乙醇、煤酚皂、高锰酸钾等。

（3）低水平消毒剂 性质稳定、能长期贮存，无异味，无刺激性，但杀菌谱窄，对芽孢只有抑制作用。如季铵盐类（新苯扎氯铵、杜米芬、消毒净）、氯己定等。

4.消毒剂浓度稀释配制计算法

消毒剂原液和加工剂型一般浓度较高，在实际应用中，必须根据消毒的对象和目的加稀释，配制成适宜浓度使用，才能收到良好的消毒灭菌效果。

稀释配制计算公式：$C1 \cdot V1 = C2 \cdot V2$

C_1—— 稀释前溶液浓度

C_2—— 稀释后溶液浓度

V_1—— 稀释前溶液体积

V_2—— 稀释后溶液体积

例：欲配0.1%新洁尔溶液3000mL，需用5%新苯扎氯铵溶液多少毫升？

代入公式：5% ×X＝0.1% ×3000

X＝60mL

答：需用5%新洁尔灭60mL。

5.常用化学消毒剂使用方法（2–4）

表2–4　常用化学消毒剂使用方法

消毒剂名称	消毒水平	作用原理	使用范围	注意点
Alcohol	中效	使菌体蛋白凝固变性，但对肝炎病毒及芽孢无效	1.以70%～75%溶液作为消毒剂，多用于消毒皮肤 295%溶液可用于燃烧灭菌	1.易挥发需加盖保存并定期调整其浓度 低于70%浓度则消毒作用差 2、因有刺激性不宜用于黏膜及创面的消毒
Tr.lodine	高效	使细菌蛋白氧化变性能杀灭大部分细菌 真菌芽孢和原虫	1.2%溶液用于皮肤消毒擦后20S再用75%乙醇脱碘 2、2.5%溶液用于脐带断端的消毒，擦后20s，再用75%乙醇脱碘	1.对皮肤有较强的刺激作用高浓度不能用。更不能用于黏膜消毒，如会阴肛门 阴囊 眼口鼻部手术消毒以免引起灼伤 2.皮肤过敏者禁用
（新苯扎氯铵）Bromo-geraminum	低效	是阳离子表面活性剂能吸附带负电的细菌破坏细菌的细胞膜，最终导致菌体自溶死亡，又可使菌体蛋白变性而沉淀	1.0.01%～0.05%溶液用于黏膜消毒 2、0.1%—0.2%溶液用于皮肤消毒 3、0.1%～0.2%溶液用于消毒金属器械，浸泡15～30min（加入0.5%亚硝酸钠以防锈）	1.对肥皂 碘高锰酸钾等阴离子表面活性剂有拮抗作用 2.有吸附作用，会降低药效，所以溶液内不可投入纱布 棉花等
（新苯扎氯铵）Tin. Bromog-eraminum	中效	同上	用于皮肤黏膜消毒	取苯扎溴铵（新苯扎溴铵）lg＋曙红0.4g+95%乙醇700mL＋蒸馏水至1000mL

续表

Hibitane	低效	具有广谱抑菌杀菌作用	1.0.02%溶液用于手的消毒浸泡3 min 2.0.05%溶液用于创面消毒 3.0.1%溶液用于物体表面的消毒	同苯扎溴铵（新苯扎溴铵）
Formalin（37%~40%）的甲醛溶液	高效	菌体蛋白变性酶活性消失。能杀灭细菌 真菌 芽孢和病毒	1.空气消毒加热法 取福尔马林12.5 mL/m^3加入等量水加热蒸发成气雾待药蒸发完毕断绝热源继续封闭6 h以上。 2.熏柜消毒加热法取福尔马林40~80 mL/m^3柜内置电灯泡通电加。热，密封熏蒸3~24 h。 3.氧化法 取福尔马林10 mL+高锰酸钾5 g/m^3密封熏蒸6 h 以上。	熏蒸穿透力弱，衣服最好挂起消毒
Ethylene Oxide	高效	与菌体蛋白结合，使酶代谢受阻而导致死亡能杀灭细菌真菌 病毒 立克次体和芽孢	1.用于电子仪器和不耐高温物品如皮革皮毛化纤织物一次性高min子医疗器材等的灭菌处理 2.少量物品可装入塑料袋或丁基橡胶袋中消毒，大量物品则用环氧乙烷灭菌器加温密闭消毒。常用剂量为0.12%~0.8%，温度为20~37℃，时间为6~24 h 3.投药量为0.4~0.8 kg/m^3	1.此药易燃易爆且有一定毒性必须熟悉使用方法并严格遵守安全操作程序 2.放置阴凉通风无火源及电源开关处，严禁放入电冰箱 3.贮存湿度不可超过40℃，以防爆炸 4.灭菌后的物品应清除环氧乙烷残留量后方可使用

续表

Peracetic Acid (P.A.A.)	高效	能产生新生态氧，将菌体蛋白质氧化，使细菌死亡，能杀灭细菌真菌芽孢，病菌	1.0.2%溶液用于手的消毒浸泡1～2min 2.0.2%～0.5%溶液用于物体表面的擦拭或浸泡10min 3.0.5%溶液用于餐具消毒 浸泡30～60min 4.1%～2%溶液用于室内空气消毒	1.浓溶液有刺激性及腐蚀性配制时要戴口罩和橡胶手套须谨慎防止溅到他处 2.因腐蚀性强不宜用金属器皿盛装 3.存于阴处，防高温引起爆炸 4.易氧化分解可降低浓度和杀菌力，故须现配现用
Chloriole of lime	中高效	在水溶液中放出有效氯，破坏细菌酶的活性而致死亡。能杀灭各种致病菌病毒芽孢	1.0.5%漂白粉澄清液用于餐具消毒，浸泡30min 2.1%～2%澄清液用于肝炎患者的餐具消毒，浸泡1～2h 3.1%～3%澄清液喷洒（100～300mL/m^3）消毒30min后通风或擦拭病室物品及厕所 4.干粪5份加漂白粉1份搅拌，放置2h，尿液100mL加入漂白粉1g放置1h	1.配制的澄清液性质不稳定，密封保存时间不可超过1周 2.有腐蚀及褪色作用 不宜用于金属制品，有色衣物及油漆家具布类消毒后应立即清洗，以防被腐蚀
Gluamldc hyde	高效	与菌体蛋白质反应，使之灭活能杀灭细菌真菌病毒和芽孢	1.2%溶液用于各种内窥镜消毒，浸泡1h 2.2%溶液用于不耐热手术器械 导管注射器口镜口腔科器械，透析器械消毒，浸泡10h	1.消毒后的物品于使用前用无菌生理盐水冲洗 2内窥镜连续使用需间隔消毒10min，每天使用前后各消毒30min消毒后用冷开水冲洗，3 每周过滤1次，每2～3周更换消毒剂1次

续表

（达尔美净化剂）PVP ~ I	中高效	是碘与表面活性剂的不定型结合物能杀灭细菌芽孢。还有清洁作用	1.3%溶液用于体温计消毒浸泡30 min 2.0.5% ~ 1%碘附液用于手术前皮肤消毒和手消毒	1.体温计消毒前将唾液揩净 浸泡30 min后，用冷开水洗净揩干使用 2.皮肤消毒后留有色素可用水洗清
（双氧水）Hydrogen preoxide	高效	过氧化氢能破坏蛋白质的基础min子结构从而具有抑菌与杀菌作用	1.3% ~ 6%溶液用于烯酸树脂制成的外科体内埋植物的消毒 2.10% ~ 25%溶液用于不耐热的塑料制品消毒	1.使用前用无菌生理盐水冲洗 2.易氧化分解降低浓度应存于阴凉处不宜用金属器皿盛装
消毒灵	高效	同漂白粉	1.0.5%溶液用于针筒针头、输液、输血器的消毒浸泡1 h 2.1%溶液用于胃管肛管导尿管等消毒，浸泡1 h 3.1%溶液用于体温计消毒，第一次浸泡5 min第二次浸泡30 min	消毒后物品，使用前需用无菌生理盐水冲洗

注：高效 可杀灭一切微生物。

中效 可杀灭细菌繁殖体、结核分枝杆菌、病毒、不能杀灭芽孢。

低效 可杀灭细菌繁殖体、真菌，不能杀灭芽孢和病毒

附：几种常用去污渍法

（1）陈旧血渍：浸入过氧化氢溶液中，然后洗净。

（2）龙胆紫污渍酒精或草酸擦拭。

（3）凡士林或液状石蜡污渍：将污渍折夹在吸水纸中，然后用熨斗熨烙以吸污。

（4）墨水污渍：新鲜污渍用肥皂、清水洗、不能洗净时再用稀盐酸或草酸溶液洗.也可用氨水或双氧水褪色。

（5）铁锈污渍：浸入1%热草酸后用清水洗，也可用热醋酸浸洗。

（6）蛋白银污渍：可用盐酸及氨水擦洗。

（7）高锰酸钾污渍：可用1%维生素C溶液洗涤，或0.2% ~ 0.5%过氧乙酸水溶液

浸泡清洗。

第四节　无菌技术

无菌技术是医疗、护理操作中预防和控制交叉感染及传播的一项重要基本操作。在无菌操作过程中，任何一个环节都不得违反操作原则，否则就可能造成交叉感染的机会，给患者带来不应有的痛苦和危害。因此，必须加强无菌观念，准确熟练地掌握无菌技术，严格遵守无菌操作规程。

一、无菌技术的概念和原则

（一）无菌技术的概念

1.无菌技术　是指在执行医疗、护理技术过程中，防止一切微生物侵入机体和保持无菌物品及无菌区域不被污染的操作技术和管理方法。

2.无菌物品　经过物理或化学方法灭菌后，未被污染的物品称无菌物品。

3.无菌区域　经过灭菌处理而未被污染的区域，称无菌区域。

4.非无菌物品或区域　未经灭菌或经灭菌后被污染的物品或区域，称非无菌物品或区域。

（二）无菌技术操作原则

1.环境清洁　进行无菌技术操作前半小时，停止卫生处理，减少人员走动，以降低室内空气中的尘埃。治疗室每日用紫外线灯照射消毒一次。

2.工作人员　无菌操作前，衣帽穿戴整洁，口罩遮住口鼻，修剪指甲、洗手。

3.物品管理　无菌物品必须存放于无菌包或无菌容器内，无菌包外注明物品名称，有效期一周为宜，并按有效期先后顺序排放。无菌物品和非无菌物品应分别放置。无菌物品一经使用或过期，潮湿应重新进行灭菌处理。

4.取无菌物　操作者身距无菌区20cm，取无菌物品时须用无菌持物钳（镊），不可触及无菌物品或跨越无菌区域，手臂应保持在腰部以上。无菌物品取出后，不可过久暴露，若未使用，也不可放回无菌包或无菌容器内。疑有污染，不得使用。

5.一物一人，一套无菌物品，只供一个患者使用，以防交叉感染。

二、几种无菌技术的基本操作法

（一）工作帽的应用

戴工作帽可防止头发上的灰尘及微生物落下造成污染。护理传染患者时，也可保护自己，工作帽大小适宜，头发全部塞入帽内，不得外露。每周更换两次，手术室或严密隔离单位，应每次更换。

（二）口罩的应用

戴口罩可防止飞沫污染无菌物品。口罩应盖住口鼻，系带松紧适宜，不可用污染的手触及。不用时不宜挂于胸前，应将清洁面向内折叠后，放入干净衣袋内。口罩一经潮湿，则病菌易于侵入，应及时更换。

（三）洗手、刷手、消毒手

1.洗手 护理患者前后，执行无菌操作、取用清洁物品之前，接触污染物之后均应洗手。

方法：用肥皂搓洗手掌、手背、指间、手指及关节，以环形动作搓擦。而后用流水冲洗双手，将皂沫全部冲净，必要时反复冲洗，最后用清洁小毛巾擦干双手。

2.涮手 即利用机械及化学作用去除手上污物及微生物的方法，是做好消毒隔离、预防交叉感染的重要措施。

方法：取无菌刷蘸肥皂乳（或肥皂块），先刷指尖、然后刷手、腕、前臂、肘部到上臂下1/2段，特别要刷净甲沟、指间、腕部，无遗漏地刷洗三遍，每遍3分钟。刷洗时，双手稍抬高。每遍刷完后，用流水冲去肥皂沫，水由手、上臂至肘部淋下，手不能放在最低位，以免臂部的水返流到手。刷洗毕，用无菌小毛巾依次拭干手、臂。手、臂不可触碰其他物品，如污染必须重新刷洗。

3.消毒手 消毒液泡手能有效地去除手上的微生物。常用泡手的消毒液有：0.2%过氧乙酸、碘附、氯己定等。

方法：刷洗后，双手及上臂下1/3伸入盛有消毒液的桶内，用无菌小毛巾轻擦洗皮肤5分钟，手不可触及桶口。浸泡毕，拧干小毛巾，揩去手、臂、消毒液，晾干。双手保持于胸前半伸位准备穿手术衣。

（四）无菌持物钳（镊）的类别和使用法

1.持物钳（镊）的类别 临床常用的持物钳（镊）有卵圆钳、三叉钳和长、短镊子。

卵圆钳：钳的柄部有两环，使用时手指套入环内，钳的下端（持物端）有两个小环，可用以夹取刀、剪、钳、镊、治疗碗及弯盘等。由于两环平行紧贴，不能持重物。

三叉钳：结构和卵圆钳相似。不同处是钳的下端为三叉形，呈弧形向内弯曲。用以夹取盆、盒、瓶、罐等较重的物品。

镊子：镊的尖端细小，使用时灵巧方便。适用于夹取棉球、棉签、针头、注射器、缝针等小物品。

2.无菌持物钳（镊）的使用法

（1）无菌持物钳（镊）应浸泡在盛有消毒溶液的无菌广口容器内，液面需超过轴节2～3cm或镊子1/2处。容器底部应垫无菌纱布，容器口上加盖。每个容器内只能放一把无菌持物钳（镊）。

（2）取放无菌持物钳（镊）时，尖端闭合，不可触及容器口缘及溶液面以上的容器内壁。手指不可触摸浸泡部位。使用时保持尖端向下，不可倒转向上，以免消毒液倒流污染尖端。用后立即放回容器内，并将轴节打开。如取远处无菌物品时，无菌持物钳（镊）应连同容器移至无菌物品旁使用。

（3）无菌持物钳（镊）不能触碰未经灭菌的物品，也不可用于换药或消毒皮肤。如被污染或可疑污染时，应重新消毒灭菌。

（4）无菌持物钳（镊）及其浸泡容器，每周消毒灭菌1次，并更换消毒溶液及纱布。外科病室每周2次，手术室，门诊换药室或其他使用较多的部门，应每日灭菌1次。

（五）无菌容器的使用法

经灭菌处理的盛放无菌物品的器具称无菌容器。如无菌盒、贮槽、罐等。

4.无菌容器应每周消毒灭菌一次。

（六）无菌包的使用法

无菌包布是用质厚、致密、未脱脂的棉布制成双层包布。其内可存放器械、敷料以及各种技术操作用物，经灭菌处理后备用。

1.无菌包的包扎法　将物品置于包布中间，内角盖过物品，并翻折一小角，而后折盖左右两角（角尖端向外翻折），盖上外角，系好带子，在包外注明物品名称和灭菌日期。

2.无菌包的打开法　取无菌包时，先查看名称，灭菌日期，是否开启、干燥。将无菌包放在清洁干燥的平面上，解开系带卷放于包布角下，依次揭左右角，最后揭开内角，注意手不可触及包布内面。用无菌钳取出所需物品，放在已备好的无菌区域内。如包内物品一次未用完，则按原折痕包好，注明开包时间，有效期为24时。如不慎污染包内物品或被浸湿，则需要重新灭菌。

取小包内全部物品时，可将包裹在手上打开。解开系带挽结，一手托住无菌包，另一手依次打开包布四角翻转塞入托包的手掌心内，准确地将包内物品放入无菌容器或无菌区域内（勿触碰容器口缘），盖好。

（七）无菌盘的铺法

将无菌治疗巾铺在清洁、干燥的治疗盘内，使其内面为无菌区，可放置无菌物品，以供治疗和护理操作使用。有效期限不超过4h。

1.无菌治疗巾的折叠法 将双层棉布治疗巾横折2次，再向内对折，将开口边分别向外翻折对齐。

2.无菌治疗巾的铺法 手持治疗巾两开口外角呈双层展开，由远端向近端铺于治疗盘内。两手捏住治疗巾上层下边两外角向上呈扇形折叠三层，内面向外。

3.取所需无菌物品放入无菌区内，覆盖上层无菌巾，使上、下层边缘对齐，多余部分向上反折。

（八）无菌溶液的倒取法

取无菌溶液瓶，擦净灰尘，核对标签，检查瓶盖有无松动，瓶壁有无裂痕，溶液有无沉淀、混浊、变色、絮状物。符合要求方可使用。

揭去铝盖 常规消毒瓶塞，以瓶颈侧面位置为起点旋转消毒后，用无菌持物钳将瓶塞边缘向上翻起，再次消毒。以无菌持物钳夹提瓶盖，用另一手食指和中指撑入橡胶塞盖内拉出。先倒少量溶液于弯盘内，以冲洗瓶口，再由原处倒出溶液于无菌容器中；倒溶液时瓶签朝上。无菌溶液一次未用完时，按常规消毒瓶塞、盖好。注明开瓶时间，有效期不超过12h。

（九）无菌手套的戴法

1.戴无菌手套 洗净擦干双手。核对手套号码及有效期。打开手套袋，取滑石粉涂抹双手，注意避开无菌区。手套可分别或同时取出。双手分别捏住袋口外层，打开，一手持手套翻转折部分（手套内面），取出；另一手五指对准戴上。将戴好手套的手指插入另一只手套的翻折面（手套外面），取出，同法将另一手套戴好，戴手套时不可强拉。最后将两手套翻折面套在工作衣袖外面。注意手套外面为无菌区，应保持其无菌。手套戴好后，双手置胸前，以免污染。

2.脱手套 将手套口翻转脱下，不可用力强拉手套边缘或手指部分。

第五节 供应室工作

供应室是医院供应无菌医疗器械和敷料的专业部门。它的主要任务是对医疗用品进行加收、清洗、包装、消毒、保管和发放工作，以保证医疗、护理、教学和科研工作的顺利完成，各级医院无论编制床位多少，都需要有一个设置完整的消毒供应室和相应的人员配备。目前，国外有越来越多的医院设立了中心消毒部，这无疑加强供应室工作的科学化管理，保证灭菌物品的质量，加快物质合理周转使用和节约能源都具有积极的意义。

一、供应室的设置与布局

供应室的设置和布局，应根据医院的条件决定。一般要求靠近院部和门诊部之间，周围环境清洁、无污染源，成为一个相对独立的区域。室内应有足够的照明、通风、净化和污水排放设施，墙面、地面应光滑，便于冲洗。供应室一般可分为三个区，即污染区、清洁区和无菌区。清洁、消毒物品的路线不可逆行。

（一）污染区

1.回收室 负责回收各种用过的污染物品，进行分类。

2.洗涤室 负责清洗各种回收物品，如注射器、针头、输液器、导管及各种治疗物品。

（二）清洁区

1.包装室 将已清洗的物品进行包装，标明名称，送灭菌处理。

2.敷料室 负责加工各种敷料。

3.贮藏室 贮藏各种器械和未加工的原料，如棉花、纱布等。

（三）无菌区

1.高压蒸汽灭菌室 应单独设置，由专人负责将包装好的物品进行灭菌处理。

2.发放室 负责给灭菌的物品标明失效期，存放已灭菌物品和min发各种无菌物品。

二、供应范围与方法

（一）供应范围

1.各种无菌器械、敷料及其他有关物品，如注射器、针头、输液输血用具、治疗包、引流瓶、导管、手套及其他橡皮类、搪瓷类、金属类、敷料类等用物。

2.特殊医疗用具：如科研用具、动物试验器材及特殊敷料等，则由各科自行准备，送供应室消毒。

（二）供应方法

1.预约供应　各科室所需器械，敷料等物品应在使用前一天通知供应室，如遇特殊器械，应在2～3天前通知。

2.固定供应　各科室日常所需的物品，可固定一个基数，每天由供应室负责下送下收，或由各科室向供应室按时领取。

3.临时借用　遇有特殊情况，或急诊抢救时所需物品器械，随时向供应室借用，并办理借物手续，用后及时归还。

三、物品的准备与灭菌

（一）无菌包

1.清洗　金属器械放入1%肥皂水中煮沸15分钟，再用清水刷洗、冲净、擦干，整理包装，锐利器械分开轴节，浸没于第一次消毒液内，按时取出。再用肥皂水刷洗，清水、蒸馏水冲净、擦干，分开轴节浸没于第二次消毒液内，达消毒时限方可使用。

2.检查和包装　根据无菌包的物品清单卡，备齐物品，检查物品质量。各种穿刺针头应放在有软垫的试管内，针头向下，以保护针头的锐利。各种器械应放置妥当。特殊的无菌包，还应写上包装者的姓名。最后用双层包布包裹，外面标明无菌包名称。

3.灭菌　包装的物品进行灭菌处理，灭菌结束后，首先检查无菌检测标本，关闭贮槽的通气孔。取出的物品如仍潮湿，应立即烘干，或放在通风处，散发残留的气体，再将无菌物品送至发放室。

（二）注射器

用消毒液浸泡一定时间后清洗。清洗前，将活塞拉出，每副注射器的活塞与空筒按号顺序放入格子时，盖上压板，放入超声波洗涤机，洗涤3分钟，蒸馏水冲净，干后对号装配，检查注射器是否完整无损，刻度是否清晰，最后包装，注明标签，送灭菌处理。

（三）针头

先用消毒液浸泡，洗去血痕，浸入0.2%沸腾的碳酸氢钠溶液中5～10分钟后取出，热水清洗。油剂针头用1%洗洁精或1%皂水煮沸，再用清水煮沸上述各种针头放入超声波洗涤机洗涤20分钟。针头接上喷水器头，检视通畅情况，最后用蒸馏水冲净。检查针头是否锐利、笔直，按型号分别插于纱布上，装盒，注明标签，送灭菌处理。

（四）导管

导管用后分类浸入消毒液中，然后清水冲洗或煮沸后清洗，用乙醚擦去胶布痕迹，皂水刷洗，用机器挤压或用手揉擦，最后清水冲净。检查导管有否老化或破损，装盒，注明标签，送灭菌处理。

（五）手套

先用消毒液浸泡洗净、晾干正反面，检查有否漏气破损。手套正反两面均撒上滑石粉。按号码整理，将手套口向外反折7cm，左右分开，放入双层布套内，内放小包滑石粉。包装，标明手套号码，送灭菌处理。

严禁反复使用的物品，如头皮静脉穿刺针头，一次性输液器、输血器、注射器，一次性手套，各种一次性导管等，使用后浸于消毒液内，集中统一回收处理。

四、敷料的加工

（一）敷料制备原则

1.敷料应用脱脂棉或纱布制成。敷料质量根据用途选择，如方纱布、长纱布用一般纱布，纱条用稀纱布；引流条用纱带或稀纱布。

2.敷料的包装不宜过多，以免长期不用而污染。灭菌后的敷料应放于通风干燥处贮存，并做好标记。

（二）敷料加工法

1.纱布类

（1）方纱布用于覆盖伤口等

大方纱 取21cm×32cm纱布，折成8cm×8cm

小方纱取16cm×22cm纱布，折成6cm×6cm

（2）纱球 用于各种擦洗等。取32cm×16cm纱布，折成条状，卷成4cm×5cm的纱球。

（3）引流条 用于各种伤口引流，取0.5cm、1cm、2cm宽纱带或细纱布，除去引流条边缘的碎纱，扇形折叠，每个用纸包装，并注明标签。

（4）凡士林纱布、纱条用于保护皮肤和伤口引流。除去纱布或纱布条边缘的碎纱，毛边向内，折叠敷料，放于盒内。倒入已熔化的凡士林，经高压蒸汽灭菌后备用。

2.棉花类

（1）棉球 人工或机器制成棉块或棉球。

（2）棉签 取小片棉花，紧卷在细签上，顶端略大。棉签长短应根据临床需要而定。

（3）棉垫 取双层纱布，中间夹棉花制成。

3.布类

（1）治疗巾 取棉布，制成75 cm × 45 cm的长方形布。

（2）洞巾 取棉布，制成80 cm × 85 cm布块，中央开一直径12 cm的圆洞。折叠时，圆洞须露在外面。

（3）包布 取108 cm、75 cm、45 cm见方的3种规格棉布，缝制成双层，一角有双带。

4.其他

（1）有带纱球取12 cm × 12 cm纱布，内包一团棉花，制成4 cm圆球，开口处用线扎紧，线尾长40 cm。

（2）一次性成品纱布，棉签和棉垫等。

有关各专科应用的敷料，可由各科自制，送供应室消毒灭菌后使用。

第三章　各种仪器的安全使用与程序

第一节　心电监护仪的安全使用与程序

一、使用目的

使用心电监护系统可以连续监测患者心率、心律、血压、呼吸以及血流动力学等，当发生严重变化时自动发出警报，使医护人员及时发现，采取措施处理，以提高患者治愈率，也可协助诊断。常用于心律失常、危重患者以及手术中、手术后监护。

二、使用方法及程序

1.清醒患者应向其解释使用监护仪的目的及注意事项，以取得合作。

2.检查、确认监护仪所要求的电压范围，接好地线、电源线、监护导联线，打开电源开关，检查心电监护仪性能。

3.清洁粘贴电极片的部位，安放电极片，右上：右锁骨中点外下方，左上：左锁骨中点外下方，左下：左腋前线第6肋间或左腋中线第5肋间。

4.选择合适肢体，捆好血压袖带。

5.根据情况，选择适当的导联、振幅，设置报警上、下限以及自动测量血压时间。

6.遵医嘱做好监护记录。

三、注意事项

1.监护仪报警音量根据科室的具体情况设置，使护理人员能够听到报警声，但又不影响其他患者。

2.报警音出现护理人员必须进行处理，先按“静音/消除”键，使其静音，通知医生进行处理。如果病情需要重新调整报警界限，根据情况做相应处理。

3.胸部导联所描记的心电图，不能按常规心电图的标准去分析ST-T改变和QRS波的形态。

4.为便于在需要时除颤，电极片安放时必须留出除颤部位。

5.严密观察监护仪各指标，发现异常及时处理。

6.带有起搏器的患者要严密监护，区别正常心率与起搏心率，防止心搏停止后误把起搏心率按正常心率计数。

7.若出现严重电流干扰，可能因电极脱落，导线断裂或电极导电糊干涸而引起。

8.若出现严重肌电干扰，多因电极放置不当。电极不宜放在胸壁肌肉较多的部位以免发生干扰。

9.基线漂移常见于患者活动或电极固定不牢。

10.心电图振幅低，常因正负电极距离过近或两个电极放在心肌梗死部位的体表投影区。

11.交接班时，查看上一班的主要报警信息，并注意观察该项体征变化情况。

12.检查指端受压情况，每4h将指端SPO_2传感器更换到对侧。

第二节　输液泵的安全使用与程序

一、使用目的

准确控制单位时间内静脉给药的速度和药量，使药物剂量精确、均匀、持续输入体内，避免输入药量波动过大而产生不良反应，从而提高输液治疗安全性和可靠性。

二、使用方法及程序

1.将输液泵通过托架（附件）牢固地安装在输液架（IV）杆上并检查是否稳固。

2.接通AC220V电源，如果使用机内电池，应在连续充电10h以上、方可使用。

3.按照输液操作规程，准备好输液瓶和指定的一次性输液器，将液体充满输液器，保证滴斗滴口与液面有一半以上的空气，关闭调节夹。

4.将滴斗检测装置与泵连接好，并正确卡在滴斗的检测部位，此时滴斗必须处于垂直位置。

5.为了确保输液的准确度，建议使用指定的输液器。使用指定的输液器时，液量补偿开关“标准”可拨到ON位置。

6.如选用其他输液器，输液管必须柔软而且有弹性。在输液前应确定液量补偿开关的位置。

7.打开泵门按下管夹按钮，将钳口打开，然后将准备好的输液器软管部位嵌入“气泡检测”“管径钳口”“管夹”“液管导向柱”位置，关上泵门，管夹、钳口会自动关闭。也可按管夹关闭按钮，将输液器管夹关闭，然后再关上泵门。

8.将输液器上的调节夹缓慢松开，打开后盖上的电源开关，泵通过自动检测后进入初始状态。此时容量计数显示“0000”mL，流量显示“1”mL//h并闪烁，用量限制显示“50”mL。

9.安置数键设定流量值、再按“SELECT”置换键，用量显示“50”mL数字闪烁，再通过置数键设定用量限制值，设定结束后，输液准备就绪。

10.穿刺成功后，按“启动/停止”按钮，开始输液，输液指示灯亮。

三、注意事项

1.使用前请仔细阅读说明书，并由经过培训的医护人员按照使用说明书操作此泵。

2.报警原因：管路有气泡或排空、管路堵塞、输液完成、开门报警、电压不足。

3.启动泵前检查管路安装是否合适，有无扭曲、接口松动及渗漏等情况。

4.泵启动后观察液滴状态并证实液体流动。

5.因为电磁干扰会导致工作异常，所以泵在使用时尽可能避免同时使用会产生干扰的电凝器和除颤器等装置。当需要同时使用时请注意：

(1)泵和电凝器、除颤器等装置之间要有足够的距离。

(2)泵和电凝器、除颤器等装置不能用同一电源插座供电。

(3)密切监护泵的各项功能。

6.避免将泵控制的输液器与另外由手动流量调节器控制的输液管路(重力输入)连接，因为它会影响输液的准确度和报警功能。

7.当泵使用交流电源时，必须确认其所用的供电设备与地面充分连接。

8.如果泵出现故障，应及时联系维修。

9.一次性使用输液器应符合GB 8368－2018《一次性使用输液器 重力输液式》的规定，并且具有医疗器械产品注册证。

10.泵配有滴漏检测装置，用于检测输液瓶内是否有液体。可根据情况选用。如不采用滴漏检测装置，应将其与连接插头一起取下，否则将连续出现“完成”与“阻塞”同时报警。

11.安装滴斗检测装置时必须注意，滴斗检测装置与输液瓶垂直，滴斗内液面应低于下腰线。如启动输液后，泵出现“完成”与“阻塞”同时报警。应检查滴漏装置是否安装正确。

12.如果在移动过程中使用输液泵，应避免输液瓶（滴斗监测装置）过度摇摆。

13.输液泵电池欠压报警时，须进行充电。应连续充电10h以上，可边使用边进行充电。流速在50mL/h以下可应急使用3h以上。

14.开机自检，如显示屏显示“1111”，表示气泡检测系统故障，必须进行维修。

15.定期清洁、消毒泵及滴斗检测装置，用70%酒精纱布或其他软布擦拭泵外壳、面板等处的污垢，保持泵的清洁，严禁将泵置于任何液体中。

16.为保证电池的使用寿命，应用机内电池操作泵并检查其性能。如果正常充电后电池工作时间缩短，则需要更换新的电池。即使长期不使用电池，也至少每3个月进行一次电池充放电。

17.更换熔断器时应先切断交流电源。

第三节　WZ 系列微量注射泵安全使用及程序

一、使用目的

微量注射泵可供微量静脉给药达到剂量准确、定时定量、给药均匀的作用。常用于ICU、CCU、儿科、心胸外科等重症患者治疗时用。

二、使用方法及程序

1.待机：将泵后电源开关至ON，听到“嘟”一声响表示内部电路自检完毕，泵处于正常待机充电状态。

2.注射器安装：用专用注射器抽取药液。连接延长管排气后将其放置泵体夹内，当所有参数设置完毕，连续按两次快进键（FAST），第二次按住不放，待头皮针有液体排出后松手，进行静脉穿刺，穿刺成功后，再启动泵即开始输注。

3.速率设置：根据病情、药物性质选择给药速度。利用6只数字设置键可在LED数字显示器上设置所需输注速率数据。

4.限制量设置：停机（STOP）状态下，按一次选择键处于限制量设置状态，这时可从6个数字设置键在LED数字显示器上设置一次输注的限制量。

5.限压值设置：限压值有高（H）、低（L）二档，缺省值为（L），（如想设为L就不用去设置它）。按功能设置键二次，数字显示器上出现“OCC”，按数字设置键可选高（H）、低（L）限压值，无论按功能键设置键第几次，一旦按启动键START，最后一次设置的数据锁定，并进入工作状态。

6.快速推注：为提高安全性，快速推注在STOP状态下进行。

7.总量查询：任何状态下按总量查询都可查看已输入患者体内的药液量。

三、注意事项

1.吸药时应排净气体，防止将空气压入血管内。

2.注射开通后，定时检查药物是否渗漏，如有报警应及时查找原因，做相应处理。常见报警原因有脱管、管道受压或扭转、滑座与注射器min离、限制量提示、电源线脱落、电压不足等。

3.使用时将药物参数（ug、min、kg）准确换算为泵的固定输入参数（mL/h），然后输入泵内显示器上。

4.使用硝普钠等避光药物时，应用避光纸遮盖管路或用避光输液器，以保证药物效价。

5.及时更换药液，保持使用药物的连续性。

6.泵长期使用后，操作面贴按键处如下凹，应及时更换，不然可能会引起误触发。

7.仔细阅读说明书，防止产生速率不准确现象。

8.当推头上的拉钩断裂后，应及时予以更换，否则可能会发生过量给药，给患者造成伤害。

9.当低电压报警时（LOW-BATT），应及时将泵接通交流电源进行充电或关机，不然电池中电耗尽就无法再重复充电。

10.按快进键结束后，注意观察注射器工作指示灯的闪动频率是否改变，如仍与快进时一样则要关机，不然泵一直以快速推进，给患者带来危险，这时需要更换面贴后再使用。

11.泵应按要求进行装夹或自行可靠固定，不能放置于床边没有围栏的平板上，避免因牵拉管路使泵滑落，造成对患者的伤害。

12.该泵不能由患者家属来操作，防止不正确的操作对患者造成伤害。

第四节　除颤器的安全使用及程序

一、使用目的

通过电除颤，纠正、治疗心律失常，以终止异位心律，恢复窦性心律。

二、使用方法及程序

1.患者平卧于木板床上，呼吸心跳骤停后，立即进行基础生命支持，并通过心电监护、心电图确定室颤/室扑。

2.去除患者身上的金属物品，同时解开患者上衣，暴露操作部位。

3.打开除颤器开关，选择“非同步”方式。

4.将电极板包以盐水纱布4～6层或涂导电糊分别置于胸骨右缘第二肋间及心尖部。

5.选择200J，完成充电，确定所有人离开病床后，两电极板紧压除颤部位，同时放电，无效时，加至300J，再次非同步电击。

6.二次除颤不成功者应静脉注射利多卡因100mg后再电击，若为细颤波，则静脉注射肾上腺素0.5～lmg，同时给予胸外心脏按压，人工辅助呼吸，待细颤变为粗颤后再电击。

7.开胸患者采用体内电击，将包盐水纱布的体内电击板放在左、右心室两侧，充电到40～60J，行非同步电击。

8.观察心电波形恢复窦律后放回电极板，擦干备用，关机。

三、注意事项

1.除颤时，去除患者身上所有金属物品。任何人不能接触患者及床沿，施术者不要接触盐水纱布或将导电糊涂在电极板以外的区域，以免遭电击。

2.尽量使电极板与皮肤接触良好.并用力按紧，在放电结束前不能松动，以利于除颤成功。

3.除颤时，应保持呼吸道通畅，呼吸停止者应持续人工呼吸和胸外心脏按压，必须中断时，时间不应超过5S。

4.胸外除颤需电能较高，可自150—200J开始，一次不成功可加大能量再次电击，或静脉注射肾上腺素，使细颤变成粗颤后再次电除颤，最大能量可用至360J。

5.胸内除颤时，可自10～20J开始，若未成功，每次增加10J，但不能超过60J。

6.除颤后，应将2个电极板上的导电糊擦净，防止其干涸后使电极板表面不平，影响下次使用，易造成患者皮肤灼伤。

第五节 自动洗胃机安全使用及程序

一、使用目的

1.清除胃内毒物或刺激液，避免毒物的吸收。

2.为某些检查和手术做准备。

3.减轻胃黏膜水肿。

二、使用方法及程序

1.将配好的洗胃液放入桶内。将三根胶管分别和机器的药管、胃管和污水管口连接，将药管另一端放入灌洗液桶内（管口须在液面下），污水管的另一端放入污物桶内，将洗胃管与机器的胃管连接，调节药物流速，备用。

2.核对床号、姓名等。

3.神志清醒者做好解释工作。服毒患者拒绝治疗时可给予必要的约束。

4.患者取坐位或半坐位，中毒较重者取左侧卧位，昏迷者去枕平卧位，头转向一侧，有活动义齿者取下。

5.自口腔或鼻腔插入胃管。

6.证实胃管确实在胃内，胶布固定，接通电源。按“手吸”键，吸出胃内容物，再按“自动”键，机器即开始对胃进行自动冲洗，反复冲洗至吸出液体澄清为止。如果患者胃内食物较多，改为手动洗胃。

7.洗毕拔出胃管，记录灌洗液种类、液量及吸出液情况。

8.将瓶内两只过滤器刷洗干净，各保留半瓶清水，拧紧瓶盖，不得漏水。

9.将药管、胃管和污水管同时放入清水中，按“清洗”键，机器自动清洗各部管腔，待清理完毕，将药管、胃管和污水管同时提出水面，当机器内的水完全排净后，按“停机”键，关机。

10.将三条管道（药管、胃管、污水管）浸泡于1：200的“84”消毒液内半小时以上，清水冲洗晾干备用，胃管一次性使用。

三、注意事项

1.中毒物质不明时，应抽取胃内容物送检，洗胃溶液可暂用温开水或等渗盐水，待毒物性质明确后再采用对抗剂洗胃。急性中毒病例，患者能配合者，应迅速采用“口服催吐法”，必要时进行洗胃，以减少毒物吸收。

2.在洗胃过程中，密切观察患者生命体征及有无异常情况，如患者出现腹痛、流出血性液体或有虚脱表现，应立即停止操作，并通知医生进行处理。幽门梗阻患者洗胃宜在饭后4～6h或空腹时进行，需记录胃内潴留量，以了解梗阻情况，供补液参考(潴留量=洗出量一灌洗量)。

3.每次灌入量不得超过500mL，注意记录灌注液名称、液量、吸出液的数量、颜色、气味等。

4.吞服强酸强碱类腐蚀性药物患者切忌洗胃，消化道溃疡、食管梗阻、食管静脉曲张、胃癌等一般不做洗胃，急性心肌梗死、重症心力衰竭、严重心律失常和极度衰竭者不宜洗胃，昏迷患者洗胃应谨慎。

5.使用自动洗胃机前应检查机器各管道衔接是否正确、紧密，运转是否正常。勿使水流至按键开关内，以免损坏机器，用毕要及时清洗，避免污物堵塞管道。

第六节　超声雾化吸入器的安全使用及程序

一、使用目的

使药液直接作用于局部黏膜，用于消炎、祛痰、解除支气管痉挛，消除鼻、咽、喉部的充血、水肿状态等作用。适用于急慢性咽喉炎、扁桃体炎、急慢性呼吸道炎症、哮喘、某些咽喉部手术后及喉头水肿等。

二、使用方法及程序

1.检查雾化器部件完好。

2.水槽内放入蒸馏水250mL，浸没罐底雾化膜。雾化罐内加入所需药液20～50mL。

3.核对床号、姓名，向患者解释治疗目的及使用方法。

4.先开电源开关，再开雾化开关。此时药液呈雾状喷出。

5.调节雾量，定好时间（15～20分钟）。

6.将面罩罩在患者鼻部，嘱患者自然呼吸或深呼吸，将雾化的药液吸入。

7.治疗完毕，先关雾化开关，后关电源开关。

三、注意事项

1.使用前检查机器设备是否完好。

2.保护水槽底部的晶体换能器和雾化罐底部的超声膜，防损坏。

3.水槽和雾化罐内切忌加热水。使用中水温超过60℃应停机换冷蒸馏水。

4.水槽内无足够的冷水及雾化罐内无液体的情况下不能开机。

5.水槽内的蒸馏水要适量，太少则气雾不足，太多则溢出容器，损坏仪器。

6.治疗鼻腔疾病患者用鼻呼吸，治疗咽、喉或下呼吸道疾病患者用口呼吸，气管切开者，对准气管套管自然呼吸。

7.雾化吸入器如果连续使用时，中间应间歇0.5h。

8.雾化吸入后不宜立即进食或漱口。

第七节　吸痰器的安全使用及程序

一、使用目的

吸出呼吸道分泌物，保持呼吸道通畅，保证有效的通气。

二、吸痰器使用方法及程序

1.向清醒患者解释，以取得合作。

2.连接吸引器，调节吸引器至适宜负压。

3.患者头转向操作者，昏迷者可使用压舌板等。

4.检查吸痰管道是否通畅后，插入口腔或鼻腔，吸出口腔及咽部分泌物。

5.另换吸痰管，折叠导管末端，插入气管内适宜深度，放开导管末端，轻柔、灵活、迅速地左右旋转上提吸痰管吸痰。

6.拔出吸痰管后用生理盐水冲洗吸痰管。

7.每次吸痰时间不超过15S，如吸痰未尽，休息2～3分钟再吸。

8.使用呼吸机行气管插管内吸痰的方法：

（1）吸入高浓度氧气2～3分钟。

（2）气管插管内滴入无菌生理盐水或配好的湿化液2～5mL。

（3）将一次性吸痰管与吸引器连接，打开吸引器。

（4）断开与呼吸机连接的管道，将吸痰管插入气管套管内适宜深度旋转上提。

（5）吸痰完毕迅速连接好呼吸机。

（6）吸入高浓度氧气2～3分钟。

三、注意事项

1.严格无菌技术操作，防止感染。

2.选择型号适当，粗细及软硬度适宜的吸痰管。

3.吸痰动作应轻、稳。吸痰管不宜插入过深，以防引起剧烈咳嗽。

4.当吸痰管插到适宜深度后.在旋转的同时再放开夹住的吸痰管，边旋转边吸痰，以防吸痰管吸在呼吸道黏膜上。

5.吸引过口、鼻分泌物的吸痰管禁止进入气道。

6.使用呼吸机时，吸痰后调回原先设置好的氧浓度。一次吸痰时间（断开至连接呼吸机）以不超过15S为宜。每次更换吸痰管。

7.使用注射器进行气管内滴药时，应拔掉针头，以防误入气道。

8.吸引过程中，注意观察病情变化和吸出物的性状、质量等。

9.如痰液黏稠可配合胸背部叩击、雾化吸入等。

第八节　有创呼吸机的安全使用及程序

一、使用目的

代替、控制或改变自主呼吸运动，改善通气、换气功能及减少呼吸消耗。

二、使用方法及程序

1.安装好呼吸机各管路，接通电源及氧气。

2.打开呼吸机开关，减压表范围在0.35～0.4MPa.

3.选择合适的通气方式，无自主呼吸应用控制模式，有自主呼吸应用辅助模式，如SlMV、SIMV+PS等。

4.根据病情设定呼吸机通气参数：呼吸机使用频率12～20次/min；潮气量5～15mL/kg；呼吸比1：1.5～2.5，限制性通气障碍患者宜选l：1，ARDS患者宜选1.5：l或2：1；氧浓度一般30%～50%，根据情况及时调节，但60%以上的氧浓度仅能短期使用。过高氧气浓度应用一般不超过24h，以防止造成氧中毒。湿化器内水温控制在32～36℃为宜，用控制模式时触发灵敏度应设定在−6～−10cmH_2O，非控制模式时设定在：−1～−3cmH_2O，必要时加用PEEP。由于呼吸机型号的不同，设置范围要详细阅读说明书，并根据病情、血气分析随时调节。

5.设置报警范围，气道压力限定在40cmH_2O，呼吸频率35次/分钟。每min通气量设定范围±25%。

6.连接模拟肺，并检查呼吸回路管道，储水瓶是否处于最低位置。

7.测试呼吸机工作正常，撤掉双肺连接患者，观察呼吸机运转及其报警系统情况，听诊双肺呼吸音是否对称，观察通气效果。应用呼吸机30分钟后查动脉血气分析。

三、注意事项

1.根据病情需要选择合适的呼吸机，要求操作人员熟悉呼吸机的性能及操作方法。

2.未用过的呼吸机，应先充电10h，并在使用过程中注意及时充电，以保证突然断电时呼吸机能正常工作。

3.保持呼吸道通畅，及时清理分泌物，定时湿化、雾化。

4.严密监测呼吸，注意呼吸改善的指征，严格掌握吸氧浓度。

5.按时做血气分析，以调节通气量和吸氧浓度。

6.重视报警信号，及时检查处理。

7.严格无菌操作，预防感染。

8.加强呼吸机管理

（1）机器电源插座牢靠，保持电压在220V(±10%)。

（2）机器与患者保持一定的距离，以免患者触摸或调节旋钮。

（3）及时倾倒储水槽内的水。

（4）空气过滤网定期清洗。

（5）呼吸管道妥善消毒，注意防止管道老化、折断、破裂。注意固定，避免过分牵拉。

（6）机器定期通电、检修，整机功能每年测试一次。

第九节　简易呼吸器的安全使用及程序

一、使用目的

患者自主呼吸停止或微弱时，用以代替或辅助患者的呼吸，保证患者的通气功能。

二、使用方法及程序

1.将患者仰卧、去枕、头后仰。

2.清除口腔与喉部异物（包括假牙等）。

3.插入口咽通气道，防止舌咬伤和舌后坠。

4.抢救者位于患者头部后方，将头部向后仰，并托牢下颌使其朝上，使气道保持通畅。

5.连接氧气与简易呼吸器，将面罩扣住口鼻，用拇指和食指紧紧按住，其他的手指则紧贴下颌。若无氧气供应，应将氧气储气阀及氧气储气袋取下。

6.用另一只手规律性地挤压球体，将气体送入肺中，挤压与放松之比（呼吸比）以1∶1.5～2为宜，挤压频率：成人12～15次/min，儿童14～20次/min，婴儿35～40次/min。

7.若患者气管插管或气管切开，则将面罩摘除，将呼吸器单向阀接头直接接气管内管，给患者通气。

8.观察患者是否处于正常的换气状态，如患者胸部是否随着呼吸器的挤压与放松而起伏，口唇与面部的颜色是否好转，单向阀是否适当活动，双肺呼吸音是否对称。注意监测脉搏、呼吸、血压、血氧饱和度的情况，特别是血氧饱和度应保持在95%以上。

9.规律性的挤压呼吸器直至采用机械通气或病情好转无需辅助通气。

三、注意事项

1.面罩扣住口鼻后，确保无漏气，以免影响通气效果。

2.注意观察患者有无发绀情况。

3.按压呼吸器频率要适当。

4.接氧气时，注意氧气管的衔接是否紧密。

5.需较长时间使用时，可用四头带固定。

6.不同患者用后或同一患者使用超过24h，将呼吸器拆解后用2%戊二醛浸泡4～8h（储氧袋只需擦拭消毒），再用清水冲洗干净，晾干，检查性能良好后备用。

第十节 早产儿暖箱的安全使用及程序

一、使用目的

早产儿暖箱适用于出生体重在2000g以下的高危儿或异常新生儿，如新生儿硬肿症、体温不升等患儿，可使体温保持稳定，提高未成熟儿的成活率，避免体温低造成缺氧、低血糖、硬肿症等一系列不良后果。

二、使用方法及程序

1.接通电源，检查暖箱各项显示是否正常。

2.核对患儿，向家属做好解释工作，取得合作。

3.将暖箱温度调至所需温度预热，根据早产儿出生体重与出生天数调节暖箱温度，相对湿度55%～65%。

4.将患儿穿单衣或裹尿布后放置于暖箱内。检查各气孔是否通畅，检查箱内的温度、湿度并记录。

5.密切观察患儿面色、呼吸、心率及体温变化。

6.患儿的一切护理操作均在暖箱内进行。

7.每1～2h测体温一次，并根据患儿体温及时调节暖箱温度。

三、注意事项

1.暖箱不宜置于太阳直射、对流风及暖气附近，以免影响箱内温度调节。

2.经常检查暖箱是否有故障或调节失灵现象，以保证正常使用。如暖箱应用中发出报警信号及时查找原因，及时处理。

3.定期细菌培养，预防院内感染。

4.严禁骤然提高暖箱温度，以免患儿体温不稳定造成不良后果。

第十一节　小儿高压氧舱的安全使用及程序

一、使用目的

小儿高压氧舱适用于小儿全身性和局限性缺氧性疾病、脑部疾患的神经病变、严重感染、各种中毒性疾病等。

二、使用方法及程序

1.护士到患儿床旁核对床号、姓名，向家长解释高压氧治疗的相关注意事项，取得家长配合，入舱前半小时禁止喂奶，并更换婴儿高压氧专用衣被。

2.洗舱：婴儿入舱后头部垫高，取右侧卧位，进行常规门缝洗舱（关门留lhim缝隙），打开控制板上的供氧阀和供氧流量计，氧流量至10L/min以上，洗舱时间5～10分钟。

3.升压阶段：将控制板上的排氧阀关闭，调节供氧流量计5～6L/min，升压速率为0.002～0.005MPa/min，升压速率不能超过0.0lMPa/min，最大使用压力新生儿0.04MPa，4～5个月婴儿为0.05～0.06MPa，当达到所需压力后关闭氧气开关和供氧阀（升压时间约为13～15分钟）。

4.稳压阶段：可采用持续小流量换气，稳压换气的方法是：同时打开进、排氧阀，流量计数分别在1～3L/min左右，根据压力标示值，适当调节进氧流量计调节阀，达到动态平衡，稳压时间为20～25分钟，严密观察患儿生命体征变化。

5.减压阶段：稳压治疗结束后，打开排气阀，调节排氧流量5～6L/min，使减压速率控制在0.005MPa/min左右，减压末期，因舱内外压差降低，故可适当开大排氧流量计，使浮子读数不致太低，当两只压力表显示的舱压都为零，排氧流量计浮球归零时，打开舱门，推车对准托盘，将托盘拉出，婴儿出舱，送患儿至病房，协助更换尿布及衣被，观察有无不良反应。

6.认真做好各项记录，打开供氧阀，排除供氧管余气，关闭供氧阀、供氧流量计、排气阀、排气流量计，舱门处于开放状态，消毒氧舱备用。

三、注意事项

1.氧舱禁火，应远离火种、热源，室内禁止吸烟，环境温度最好在20～26℃之间。

2.有机玻璃舱体不能用抗氧化的润滑油（硝脂、甘油）擦拭，禁用酒精等有机溶剂清洁消毒。可使用对人体无害、无腐蚀作用的消毒液，如1:500“84”消毒液等，环境消毒时先用棉被盖好有机玻璃舱体再进行紫外线消毒30min。

3.舱内应用全棉制品，避免应用产生静电的材料以防火灾。

4.严格遵守操作规程。

5.患儿入舱后有专人监护。

6.入舱前后均应做必要的生命体征监测，出舱观察时间不少于2h。

7.氧舱任何部件发生故障应有专业人员维修后再用，不得私自拆装，压力表、安全阀每年普查一次。

第十二节 光疗箱的安全使用及程序

一、使用目的

使用光疗箱通过蓝光灯照射治疗新生儿高胆红素血症的辅助疗法。主要作用是使血清胆红素经蓝光照射氧化分解为水溶性的直接胆红素而随胆汁、尿液排出体外。

二、使用方法及程序

1.清洁光疗箱，湿化器水箱内加水至2/3满。

2.接通电源，检查灯管亮度，使箱温升至30~32℃，相对湿度55%~65%。

3.查对患儿，了解患儿病情、日龄、体重、胆红素检查结果、生命体征，向家属做好解释工作。

4.用大毛巾将光疗箱四周围好，操作者戴墨镜。

5.将患儿裸露全身，戴眼罩，用长条尿布遮盖会阴部，男婴用黑布遮盖阴囊。

6.记录入箱时间，每2h测体温一次。

三、注意事项

1.灯管使用不得超过规定的有效时间，以保证照射效果。

2.照射中加强巡视，及时清除患儿的呕吐物、大小便，保持箱体玻璃的透明度。

3.监测体温及箱温，光疗期间2h测体温一次，使体温保持在36~37℃，根据体温调节箱温，体温超过37.8℃或低于35℃，应暂停光疗，经处理后恢复正常体温再继续光疗。

4.使患儿皮肤均匀受光，单面照射2h翻身一次，身体尽量广泛照射。

5.密切观察患儿病情，及时监测血清胆红素，若有异常及时与医生联系。

第十三节　胰岛素泵的安全使用与程序

一、使用目的

胰岛素泵用于胰岛素疗法，帮助患者在全天内维持血糖的稳定。胰岛素泵根据设置在全天24h内自动、连续地按规定的基础率注射胰岛素，还提供大剂量胰岛素注射，用于满足进食或高血糖时的紧急胰岛素需求。

二、使用方法及程序

1.向患者及家属解释使用胰岛素泵的目的及注意事项，以取得合作。

2.使用新电池装入胰岛素泵，执行一次“清楚泵设置”功能，设置日期和时间，按医嘱设置胰岛素泵参数，调整基础量，检查胰岛素泵性能。

3.安装储药器，充盈输注管路，直到胰岛素液溢出管道针眼。

4.将管道针头固定在助针器上。

5.选择腹壁皮下注射位置，常规消毒皮肤。

6.进针：先取下针帽和护纸，将助针器对准输注部位，按下助针器开关，针头垂直刺入，然后粘贴固定牢靠。

7.拔引导针：一手压住针的两翼，另一手将引导针头旋转90°后拔出，输注胰岛素0.5U，以填充导管空间。

8.妥善放置胰岛素泵，保持泵管通畅。

9.监测血糖变化，根据患者情况、饮食、运动状态，给予餐前大剂量摄入，按时进餐。

10.记录血糖及餐前追加量，为治疗提供依据。

11.严格交接班，如出现电池电量不足或药液将尽等情况，应及时更换电池或抽取胰岛素。

三、注意事项

1.根据患者病情和血糖水平调节各时段的基础量和各项参数。

2.胰岛素泵报警时查找原因，及时给予处理。

3.严格无菌技术操作，保持注射部位清洁干燥。注意观察注射部位有无红肿及针头有无脱出现象。

4.严密监测血糖变化，观察患者有无低血糖反应发生。

5.妥善放置固定胰岛素泵，保持胰岛素泵管通畅，无扭曲受压，防止脱出。

6.根据不同规格的胰岛素泵选用电池，准备好备用电池，充电式胰岛素泵定期做好充电工作，以保证正常使用。

7.胰岛素泵的清洁只能使用湿布和温和清洗剂水溶液清洁胰岛素泵外面，擦完后使用清水擦洗，然后使用干布擦干。储药器室和电池室保持干燥，避免受潮，不要使用任何润滑剂，可使用70%酒精擦拭消毒。

8.避免胰岛素泵在过高或过低温度下存放

(1)避免把胰岛素泵或遥控器放置在温度高于40%或低于0℃的环境中。

(2)胰岛素在高温下会变质，在0℃左右会结冰，在寒冷天气位于室外时，必须贴身佩戴胰岛素泵并使用保暖衣物盖住。位于较热环境中，必须采取措施冷却胰岛素泵和胰岛素。

(3)请勿对胰岛素泵或遥控器进行蒸汽灭菌或高压灭菌。

9.避免把胰岛素泵浸泡在水中，使用配有快速min离器的输注管路，以便在洗澡、游泳等情况下min离胰岛素泵。

10.如果需要接受X射线、核磁共振成像、CT扫描或其他类型的放射线检查，必须把胰岛素泵、遥控器拆下，并将其从放射区内移开。

第十四节　诺和笔的安全使用及程序

一、使用目的

使用诺和笔可以简单、准确、方便地使患者在任何时间、地点都可以迅速、准确地注射胰岛素。

二、使用方法及程序

1.注射前混匀搅和笔中的药物，使沉淀下的药物充分混匀。

2.确认剂量选择处于零位，持注射笔，使针尖向上，轻弹笔芯架数下，旋转2~3个单位药液，按下注射推键，排进笔芯中的空气。

3.按医嘱调取所需单位，旋转调节装置注射的剂量，调节装置有清晰的显示窗和清晰的声音提示，“咔嚓”一下即一个单位。

4.消毒注射部位，范围大于5cm，用酒精消毒，不用碘酊消毒。

5.手持注射器，针头刺入体内，按下注射推键，胰岛素即被注入。

6.按压注射键，要掌握力度，不要用力向皮肤里面压，按压螺旋直到指示为“O”。

7.注射毕，按压的手不能松开注射推键，针头应保留皮下6~10S后，用棉棒按压拔针。

三、注意事项

1.诺和灵30R注射后30分钟进餐，调节装置的旋钮不能后倒。

2.诺和锐30注射后10分钟进餐，调节装置的旋钮可后倒以调节剂量。

2.当诺和笔的药物用完，不再继续使用诺和笔而换成胰岛素注射时，剂量不能等同，应遵医嘱应用。

3.每次注射前，应查看笔芯中的胰岛素余量是否够本次注射。当诺和锐少于12单位时，不能继续使用，因为剩余的药液可能会混不匀，注射后易出现低血糖。

4.保存在冰箱内的诺和锐30有效期2年，诺和灵30R笔芯有效期为2.5年，开启后30℃以下有效期为4周。

5.更换针头后一定要先排气，把存留在针头衔接处的空气排出来，拧2~3个单位直到见到一滴药液排出即可。

6.更换诺和灵笔芯时一定要仔细阅读使用说明书。

第十五节 电冰毯的安全使用及程序

一、使用目的

使用电冰毯，可降低脑代谢率和耗氧量，减轻脑水肿的发生，保护血脑屏障，改善脑缺氧，降低致残率。

二、使用方法及程序

1.接好电源线、地线，检查水位线，患者头部置冰帽，将电冰毯置于患者躯干下，连接各制冷管道及肛温传感器，用液状石蜡润滑传感器探头前端，插入肛门10cm，并妥善固定。

2.打开电源开关，检查电冰毯性能，显示“HELLO”。

3.根据医嘱，设定制冷温度范围及毯面温度。

4.遵医嘱及时记录制冷温度，并绘制于体温单上。

三、使用电冰毯的注意事项

1.设定电冰毯各项数值时为双键操作。

2.使用电冰毯的患者同时要配合心电监护仪血氧饱和度的监测，特别是亚低温状态下会引起患者血压降低和心率缓慢，护士应严密观察患者生命体征变化，同时确保患者呼吸道通畅。

3.患者背部、臀部温度较低，血液循环慢，易发生压力性损伤及冻伤，应1～2h协助患者翻身、叩背，局部按摩，保持床面平整，干燥无渣屑。

4.使用过程中，经常检查探头是否到位，如体温过低应查看探头是否脱落，患者病情突然变化时及时处理。

5.对电冰毯使用时间较长的患者，要经常查看机器制冷水位是否缺水，以免影响降温。

6.患者体温降至预定体温后，特别是在亚低温治疗的复温阶段，要严格控制复温湿度，避免出现体温反跳。

7.保持室温18～20℃为宜，相对湿度60%，毯面温度应根据患者体温设定，降温速度不能太快，避免患者体温骤降而使患者出现寒战和不适感。

8.随时观察体温变化，发现异常及时处理。

第四章　护理应急预案

在临床工作中，经常有新上岗护士遇到特殊事件或在抢救急危、重患者时紧张无序甚至束手无策。为了提升护理服务质量，增强护理人员的急救意识与应急能力，规范急救护理行为，护理部与科室护士长不定期共同查看护理人员抢救急、危、重患者的抢救过程，结束后共同提问相关疾病抢救知识，特别对暴露出的一些日常工作中的薄弱环节，如个别青年护士急救意识淡薄，需要加强和制定各科室突发事件的应急预案及实施措施的培训和实战演练。

本章节结合临床实践，详细阐述了二级医院常见的应急情况预防处理程序，以供各级护理人员的学习和培训，以此来提升常用急救知识和急救技能，规范急救护理服务行为，争min夺S地挽救患者生命，保障医疗安全、患者安全，提高对突发性医疗急救事件的应对和处理能力。

第一节　重大意外伤害事故急救预案

【院内应急预案】

1.住院患者病情突然出现危急情况，值班护士立即报告值班医生做好应急处理；同时准备好各种抢救器械及药品，并协助抢救。

2.值班护士即刻报告科主任、护士长，组织全科人员进行抢救，同时报告医务科、护理部、分管院长。

3.人力不足时，由医务科、护理部调集相关科室医生、护士参加紧急抢救工作。

4.根据病情需要相关科室会诊时，由医务科、护理部负责组织紧急会诊抢救工作。

5.向家属交代病情并做好抢救记录。

【院外应急预案】

1.120急救中心接到院外救援通知，即刻报告医务科、护理部，医务科、护理部根据伤情启动医院急救组人员。需要医生、护士时，呼叫急救小组第一梯队人员到相关科室待命，备好抢救仪器、设备，做好紧急抢救准备。

2.严格执行报告制度。

3.医务科、护理部根据伤情或上级指示组建第二救援队待命。

第二节　急性食物中毒的应急预案

【应急预案】

1.急诊科接到120急救中心电话后，准备好抢救物品、药品，处于备用应急状态，随时做好抢救准备。

2.护士接到批量食物中毒患者通知后，立即通知主任、护士长、根据中毒人员的多少，及时报告医务科、护理部，必要时启动医院急救小组成员。

3.到达急诊科后，立即根据病情的轻重进行分诊，较重者送抢救室进行抢救，轻者送急诊观察病房。

4.护士立即协助医生作出诊断，遵医嘱为患者实施有效的抢救措施：

（1）催吐。无呕吐者可催吐：机械性刺激或用催吐剂。

（2）洗胃。立即用温开水或0.05%高锰酸钾溶液反复洗胃，直至洗出澄清液为止。收集第1次洗出的胃内容物送检。

（3）导泻。中毒时间较长者，可给硫酸镁15～30g，1次口服。对吐泻严重的患者，可不用洗胃、催吐、导泻。

5.对吐、泻较重，丢失大量水min者，根据失水情况，适当补充水min。凡能饮水者，应尽力鼓励患者多喝糖盐水、淡盐水等，不能饮水者，迅速建立静脉通路，遵医嘱补充水min和电解质。

6.对腹痛、呕吐严重者，遵医嘱给予阿托品0.5mg肌肉注射。烦躁不安者给予镇静剂。如有休克，进行抗休克治疗。

7.护士加强巡视，密切观察病情变化，发现异常，立即报告医生进行处理。

8.做好患者登记及抢救护理记录。

第三节 药物引起过敏性休克的应急预案

【应急预案】

1.患者一旦发生过敏性休克，立即停用引起过敏的药物，就地抢救，并迅速报告医生。

2.立即平卧，遵医嘱皮下注射肾上腺素1mg，小儿酌减。如症状不缓解，每隔30分钟再皮下注射或静脉注射0.5mg，直至脱离危险期，注意保暖。

3.给予氧气吸入，呼吸抑制时应给予人工呼吸，喉头水肿影响呼吸时，应立即准备气管插管，必要时配合施行气管切开。

4.迅速建立静脉通路，补充血容量，必要时建立2条静脉通路。遵医嘱应用晶体液，升压药维持血压，应用氨茶碱解除支气管痉挛，给予呼吸兴奋剂，此外还可以给予抗组胺及皮质激素类药物。

5.发生心搏骤停，立即进行胸外按压、人工呼吸等心肺复苏的抢救措施。

6.观察与记录，告知家属，密切观察患者的意识、体温、脉搏、呼吸、血压、尿量及其他临床变化，患者未脱离危险前不宜搬动。

7.按《医疗事故处理条例》规定6h内及时、准确地记录抢救过程。

第四节 住院患者自杀的应急预案

【应急预案】

1.患者自杀时，立即报告护士长及分管医生。携带必要的抢救物品及药品与医生一同奔赴现场。

2.患者是否有抢救价值，如有可能，立即开始抢救工作。

3.抢救无效，应保护好现场（包括病室及自杀处）。

4.通知医务科、护理部，服从领导安排处理。

5.协助主管医生做好家属的安慰工作。

6.做好各种记录。

第五节　患者外出不归时的应急预案

【应急预案】

1.患者私自外出不归时，要立即报告护士长及主管医生。

2.根据患者所留下的通讯方式，与家属取得联系，共同寻找。

3.及时通知医务处、护理部。

4.患者确属外出不归，需2人共同清理患者物品，贵重物品登记交护士长保管。

5.详细记录患者外出过程。

第六节　突然停水的应急预案

【应急预案】

1.突然停水后，值班人员立即与设备科联系，汇报停水情况，快速查找原因，及时维修。

2.向患者做好解释工作，尽量协助患者解决因停水带来的不便。

3.督促维修室及时维修。

第七节　停电的应急预案

【应急预案】

1.接到停电通知后，立即做好停电准备，备好应急灯、手电、蜡烛等；如有抢救患者使用动力电器时，需找替代的方法。

2.突然停电后，立即使用抢救患者机器运转的动力方法，维持抢救工作，开启应急灯或点燃蜡烛照明灯。

3.及时与维修室联系，查询停电原因，尽早排除故障或开启应急发电系统。

4.加强巡视病房，安慰患者，同时注意防火、防盗。

第八节 失窃的应急预案

【应急预案】

1.发现失窃后，值班人员保护好现场，立即通知主任、护士长并通知保卫科拨打电话，来现场处理。

2.维持好病房秩序，加强巡视，保证患者医疗护理安全，安慰患者。

3.协助保卫科进行调查侦破工作。

第九节 火灾的应急预案

【应急预案】

1.发现火灾后立即呼叫周围人员进行灭火，同时通知保卫科拨打电话及汇报上级领导。

2.根据火势，使用现有的灭火器和人员积极扑救。

3.当发现火情无法扑救时，马上拨打“119”报警，并告知准确位置。

4.关好邻近房间的门窗，减少火势蔓延的速度。

5.将患者撤离、疏散到安全地带。

6.尽可能撤出易燃、易爆物品，并抢救贵重仪器及重要材料。

7.撤离时，切勿乘电梯，防止因断电致撤离不成功，走安全通道。

第十节 住院患者出现输液反应的应急预案

【应急预案】

1.立即停止输液，更换输液管，改换生理盐水。

2.报告医生并遵医嘱给药物治疗。

3.病情严重者应就地抢救，必要时进行心肺复苏。

4.发生输液反应时，应及时报告医院感染科、护理部、药剂科及供应中心，并填写输液反应报关单上报。

5.留药液及输液用具送检。

6.严密观察病情加强巡视，做好记录。

第十一节　住院患者发生输血反应的应急预案

【应急预案】

1.立即停止输血，更换输液管，换输生理盐水。

2.报告医生和护士长，遵医嘱给抗过敏药物。

3.若为一般性过敏反应，情况好转者可继续观察，做好患者心理护理并做好记录。

4.保留血袋，按要求填写输血不良反应报告卡，上报输血科。

5.怀疑溶血等严重反应时，将保留血袋并抽取患者血样一起送输血科。

6.病情危重时，备好抢救药品及物品，配合医生进行抢救。做好记录。

7.家属有异议时，立即按有关程序对输血器具进行封存。

第十二节　住院患者发生坠床或摔倒的应急预案

【应急预案】

1.患者不慎坠床时，护士应立即到患者身边，通知医生。

2.配合医生对患者进行检查后再搬动患者，根据伤情采取必要的急救措施。

3.遵医嘱进行必要的检查及治疗。

4.加强巡视至病情稳定。巡视中严密观察病情变化，发现病情变化，及时向医生汇报。

5.向医务科、护理部汇报。

6.及时、准确记录病情变化，认真做好交接班，记录。

第十三节　医护人员发生针刺伤时的应急预案

【应急预案】

1.医护人员在进行医疗操作时，应特别注意防止被污染的锐器划伤刺破。如不慎被乙肝、丙肝、HIV污染的尖锐物体划伤、刺破时，应立即挤出伤口血液，然后用肥皂水和清水冲洗，再用碘酒和酒精消毒，必要时去外科进行伤口处理，并进行血源性传播疾病的检查和随访。

2.被乙肝、丙肝、阳性患者血液、体液污染锐器刺伤后，应24h内去化验室抽血查乙肝、丙肝抗体，必要时同时抽患者血对比。同时注射乙肝免疫高价球蛋白，按1个月、3个月、6个月复查。

3.被HIV阳性患者血液、体液污染的锐器刺伤后，应24h内去化验室抽血查HIV抗体，必要时同时抽患者血对比，按1个月、3个月、6个月复查。同时口服贺普丁每日1片，并报医务科、院内感染科进行登记、上报、追访等。

第十四节　急性心肌梗死合并心律失常时的应急预案

【应急预案】

1.急性心肌梗死合并室性心动过速时，医护人员立即通知医生，同时嘱患者绝对卧床休息，持续氧气吸入流量3～4升/min，给予心电监护，建立静脉通道。

2.遵医嘱给予利多卡因50～100mg静推，必要时5～10min重复使用，直至室速控制或总量达300mg，而后以1～3mg/min的速度静滴，维持48～72h。

3.备好器械和药物，如除颤器、注射器、镇静剂等，药物治疗无效、无禁忌证时，可行同步直流电复律。

4.发生心室颤动时，立即行非同步直流电除颤，如不成功，可重复除颤，最大能量为360J。

5.密切观察心率、心律、血压、呼吸的变化，及时报告医生，采取措施。

6.患者病情好转，生命体征逐渐平稳后，护理人员应安慰患者和家属，对行电复律患者，擦净胸部皮肤。

7.抢救结束后，6h内督促医生补记医嘱，及时准确地记录抢救过程。

第十五节　住院患者发生心脏猝死的应急预案

【应急预案】

1.住院患者因病情变化发生猝死时，护理人员应根据具体情况进行就地抢救。

2.首先要判断和证实患者发生心搏骤停，其最主要的特征为突然意识丧失，大动脉搏动消失。紧急呼叫其他医务人员参与抢救。

3.若患者为室颤造成心搏骤停时，立即进行非同步电击转复心律。若未转复位窦性心律可反复进行除颤。

4.患者为非室颤造成心搏骤停时，应立即进行胸外心脏按压、口对口人工呼吸、加压给氧、心电监护等心肺复苏抢救措施，直至恢复心跳和自主呼吸。

5.及时建立静脉通道，遵医嘱应用抢救药物。

6.抢救期间护士应严密观察患者的生命体征、意识和瞳孔的变化，及时报告医生采取措施。

7.患者心肺复苏成功，神志清楚，生命体征逐渐平稳后，护士要做好患者的基础护理、心理护理、安慰患者和家属。

8.必要时送ICU采取脑复苏，头部置冰袋或戴冰帽以保护脑细胞。

9.抢救结束后，6h内督促医生补记医嘱，及时准确地记录抢救过程。

第十六节　脑出血患者的应急预案

【应急预案】

1. 通知医生迅速安置患者，使其头部抬高15°～30°，若昏迷患者应取仰卧位，头偏向一侧，给予氧气吸入，使用套管针建立2条静脉通路。

2.遵医嘱用药，如快速滴入脱水剂及抢救药物等。

3.心电监护，监测体温、脉搏、呼吸、血压、意识、瞳孔、尿量、血氧饱和度的变化，并做好记录。

4.保持呼吸道通畅，及时吸出呕吐物及痰液，必要时配合医生行气管插管或气管切开术。

5.观察呕吐物的性质、颜色及量，做好记录，有咖啡色呕吐物时，提示上消化道出血，遵医嘱给予止血药和凝血药。

6.观察大、小便情况。大、小便失禁者，及时更换尿布，小便潴留者，给予留置导尿管，每日会阴擦洗2次，保持会阴部清洁。

7.如出现昏迷程度加深、中枢性高热，如出现一侧瞳孔散大、血压升高、呼吸、脉搏变慢时，说明病情加重提示脑疝的发生，应做好应急抢救处理。

8.病情危重者，发病24～48 h内进食，遵医嘱静滴补液，每日2000～2500 mL，起病后3日如神志不清楚，无呕吐及胃出血者，可鼻饲流质饮食，并做好口腔护理。注意水、电解质和酸碱平衡，准确记录出入量。

9.急性期绝对卧床休息，减少不必要的搬动，协助翻身、拍背，肢体置于功能位，做好皮肤护理。

10.病情稳定后，按时用药，控制血压理想水平，多食富含纤维素饮食，保持大、小便通畅。协助康复师指导患者进行语言训练及肢体功能的主动与被动训练，以促进早日康复。

11.抢救结束6 h内督促医生补记医嘱，准确地记录抢救过程。

第十七节　脑疝患者的应急预案

【应急预案】

1.脑疝患者常见的先兆症状有：剧烈头痛、频繁呕吐、血压上升，一侧瞳孔散大，脉搏慢而有力，伴有不同程度的意识障碍，健侧肢体活动障碍等。

2.护理人员发现患者有脑疝先兆症状时，立即置患者侧卧位或仰卧位，头偏向一侧，烦躁时加床档，要防止坠床，立即通知医生，迅速建立静脉通路，遵医嘱给脱水、降低颅内压药物，如20%甘露醇250 mL，加地塞米松5～10 mg快速静脉点滴。

3.迅速给予氧气吸入，备好吸痰器、吸痰盘，及时吸净呕吐物及痰液，同时给予心电监护监测。

4.严密观察患者的生命体征、瞳孔、意识的变化，发现病情变化及时报告医生，必要时做好脑室引流准备。

5.若患者呼吸停止、心脏停搏时，应立即行胸外心脏按压、气管插管、人工呼吸机辅助呼吸等心肺复苏措施，并遵医嘱给予呼吸兴奋剂及强心剂等药物治疗。

6.头部放置冰袋或冰帽，进行脑复苏、防止脑水肿。

7.患者好转后，护理人员应给患者做好：患者的基础护理、心理护理、安慰患者和家属，并向家属说明脑疝的病因、诱因、临床表现，尽可能避免脑疝的再次发生。

8.抢救结束后6h内督促医生补记医嘱，准确地记录抢救过程。

第十八节　癫痫持续状态的应急预案

【应急预案】

患者发生癫痫持续状态时，应立即让患者平卧，加床档防止摔伤，并通知医生。

解开衣领、衣扣，头偏向一侧，及时吸痰和给氧，必要时行气管切开。

3.取下义齿，尽快将缠有纱布的压舌板或手帕卷置于患者口腔的一侧，上下臼齿之间，以防咬伤舌和峡部，对抽搐的肢体不能用暴力按压，以免骨折、脱臼等。

4.保持环境安静，避免强光刺激。

5.迅速建立静脉通路，遵医嘱给予镇静剂、抗癫痫药和脱水剂等。

6.在发作期，护士需守护在床旁，直至患者清醒。

7.护士应严密观察患者的生命体征、意识、瞳孔的变化，注意有无窒息、尿失禁等，如有异常应及时通知医生进行处理。

8.待患者意识恢复后，护士应给患者做好：基础护理、心理护理，并指导患者按医嘱正规用药，避免自行减量、加量、停药等，以免加重病情。

9.抢救结束后6h内督促医生补记医嘱，准确地记录抢救过程。

第十九节　患者发生空气栓塞的应急预案

【应急预案】

1.当发现输液器内空气进入体内或出现空气栓塞症状时，立即停止空气输入体内，更换输液器或排空输液器内残余空气。

2.立即通知主管医生及护士长。

3.将患者置于头低足高左侧卧位，配合医生做好应急处理。

4.密切观察患者病情变化，遵医嘱立即给吸氧及药物治疗。

5.患者病情稳定后，详细、据实地记录空气进入原因、空气量及抢救处理过程。

第二十节　急性消化道大出血的应急预案

【应急预案】

1.消化道大出血时，让患者绝对卧床休息，头部稍抬高并偏向一侧，避免窒息。

2.立即通知医生，准备好各种抢救药品、器械，如抢救车、三腔两囊管等，积极配合抢救。

3.迅速使用大号静脉留置针建立2条静脉通路，遵医嘱给予输液、输血及各种止血药物治疗。

4.给氧气吸入，关心安慰患者，做好心理护理，以减轻他们的恐惧和焦虑心情。

5.严密过程生命体征、神志、心率、尿量的变化，必要时进行心电监护。大出血期间每15~30分钟测量生命体征1次。

6.观察患者呕吐物及大便的性质、颜色，同时准确记录出入量。密切观察患者神志、面色、口唇、指甲的颜色，警惕再次出血。

7.室内安静、清洁、空气新鲜，及时更换污染的被褥。注意为患者保暖，避免受凉。

8.出血期间，应严格禁食，出血停止后，可遵医嘱给予温冷流质，逐渐过渡到高糖，低蛋白，无刺激的少渣食物，注意保持口腔卫生，做好口腔护理。

9.抢救结束后6h内督促医生补记医嘱，准确地记录抢救过程。

第二十一节　糖尿病酮症酸中毒的应急预案

【应急预案】

1.立即采取措施，保持呼吸道通畅，配合医生争min夺S积极抢救。

2.通知医生的同时，迅速为患者使用套管针建立2条静脉通路，补充液体。

3.吸氧、心电监护。准确及时执行医嘱，使用输液泵、注射泵准确输入液体和胰岛素。备好各种器械及药品，如吸痰器、开口器、舌钳、抢救车等。

4.有谵妄、烦躁不安者加床档，每1h查血糖1次，并做好记录。

5.严密观察生命体征、神志、瞳孔、出入液量的变化，并详细记录，及时报告医生。

6.患者病情好转，逐渐稳定后，做好心理护理，并向患者及家属了解发生酮症酸中毒的诱因，协助制定有效的预防措施。

7.抢救结束后6h内督促医生补记医嘱，准确地记录抢救过程。

第二十二节　肺心病合并呼吸衰竭的应急预案

【应急预案】

1.立即通知医生，迅速给患者持续低流量氧气吸入，并建立静脉通路。

2.清除呼吸道分泌物，缓解支气管痉挛。遵医嘱应用支气管解痉剂，必要时给予糖皮质激素及有效的抗生素，以控制感染。

3.持续心电监护。严密观察患者神志、生命体征、尿量和皮肤色泽及缺氧情况，并配合医生做血气分析。

4.准备好各种抢救物品及药品，如吸引器、气管插管用物、呼吸兴奋剂等。

5.患者病情好转，神志清楚，生命体征逐渐平稳后，护理人员应安慰患者和家属，做好心理护理、基础护理、饮食指导、健康指导，制定有效保健措施，避免减少复发。

6.抢救结束后6h内督促医生补记医嘱，准确地记录抢救过程。

第二十三节　重症哮喘的应急预案

【应急预案】

1.立即通知医生，迅速给患者低流量氧气吸入，并建立静脉通路。

2.将患者安置在洁净、光线及通风好的病房，避免花草、皮毛、烟等诱发及刺激性物品，协助患者取坐位或半卧位。

3.遵医嘱应用糖皮质激素、补液、抗生素及解除支气管痉挛药物。如氨茶碱是有效的解痉平喘药物，心衰时严格控制补液量、速度，并遵医嘱监测血氧饱和度、电解质。

4.促进排痰。协助患者翻身拍背，也可选用祛痰剂或雾化吸入。

5.机械通气。经上述治疗仍无效者，可进行机械通气。

6.严密观察患者生命体征、神志及氧疗效果，及时报告医生采取措施。

7.患者病情好转，神志清楚，生命体征逐渐平稳后，护理人员应做好基础护理，饮食指导、健康指导，安慰患者和家属，给予心理护理。

8.抢救结束后6h内督促医生补记医嘱，准确地记录抢救过程。

第二十四节　急性肺水肿的应急预案

【应急预案】

1.当患者出现急性肺水肿时，立即通知医生，为患者取端坐位，双腿下垂，减少回心血量，减轻心脏负担。

2.吸氧：加压高流量给氧6～8L/min，可给20%～30%酒精湿化，从而改善通气，缓解缺氧症状。

3.遵医嘱给予吗啡5～10mg或哌替啶50～100mg及镇静、强心、利尿、扩血管等药物治疗。

4.必要时进行四肢轮流结扎，每隔5～10分钟轮流放松一侧肢体止血带，以减少回心血量。

5.严密观察患者生命体征变化，加强巡视，发现变化及时报告医生采取措施。

6.患者病情好转，生命体征平稳后，护理人员应做好基础护理，心理护理。

7.抢救结束后6h内督促医生补记医嘱，准确地记录抢救过程。

第二十五节　创伤性休克的应急预案

【应急预案】

1.及时通知医生，迅速为患者使用套管针建立2条静脉通路，同时输入液体及其他血制品。补充血容量。

2.氧气吸入，遵医嘱给予止血剂及新鲜血或706羧甲淀粉，如患者急需出现血压下降，心率＞120次/min、血压＜80/50mmHg，且神志恍惚，四肢厥冷，患者甚至出现失血性休克，应迅速补充血容量，应及时查找原因是否有合并内脏破裂，及时请有关科室会诊，同时临时结扎肢体出血部位。

3.准备好各种抢救器械及药品，抽取血标本、合血、备血。

4.密切观察生命体征、尿量、神志、面色、口唇、指甲颜色的变化，同时应用心电监护，病情允许时，去手术室处理（必要时）。

5.注意为患者保暖，适当增加盖被，但应避免用热水袋或热水瓶，防止烫伤。

6.及时留取各种标本，并送验。

7.安慰患者和家属，给患者提供心理护理。

8.抢救结束后6h内督促医生补记医嘱，准确地记录抢救过程。

第二十六节　开放性骨折的应急预案

【应急预案】

1.及时通知医生，迅速为患者建立静脉通路，补充血容量，抽取血标本，必要时遵医嘱输血，准确及时应用药物。

2.保持呼吸道通畅，给氧气吸入。

3.伤肢妥善固定，伤处包扎止血，充分暴露患者身体各部分，以发现危及生命的重要创伤。

4.常规采集血液标本，以便及时做生化、肾功能、红细胞比容等化验检查，协助做各种辅助检查。

5.密切观察生命体征、尿量、神志、面色、口唇、指甲颜色的变化，妥善应用心电监护。

6.必要时留置导尿，观察尿液的颜色、性质和量，以了解有效循环血量情况，泌尿系统损伤情况及损伤程度。

7.协助做好各种诊断性穿刺及治疗，如胸穿、腹穿、胃肠减压及胸腔闭式引流术。

8.抢救的同时做好术前准备，禁食、备皮、皮试、术前用药准备、各种检查结果报告单（X线片、CT片、磁共振等）的准备等。

9.心理护理：做好比容的心理护理，以减轻他们的恐惧和焦虑心情。

10.抢救结束后6h内督促医生补记医嘱，准确地记录抢救过程。

第二十七节 闭合性腹部外伤的应急预案

【应急预案】

1.及时通知医生的同时，迅速为比容建立静脉通路，补充血容量，尽量使用套管针或选用9号头皮针，必要时建立2条静脉通路。

2.遵医嘱静脉给予各种止血药物，706羧甲淀粉、全血等。

3.严密观察生命体征变化，用心电监护仪监测血压、心率及血氧饱和度，根据生命体征情况，遵医嘱应用升压药物，必要时微量泵注入。

4.协助医生做腹腔穿刺，以明确诊断。

5.遵医嘱行胃肠减压病保持通畅，注意观察引流液颜色及量，嘱患者禁饮食。

6.患者应绝对卧床休息，取平卧位，以保证脑部供血。保持室内安静、清洁、空气新鲜。注意为患者保暖。

7.遵医嘱做好术前准备、备皮、皮试、注射术前药物，等待手术。

8.心理护理：做好患者的心理护理，病情危重者专人陪护，使其有安全感，听取并解答患者或家属的疑问，以减轻他们的恐惧和焦虑心理。

9.抢救结束后6h内督促医生补记医嘱，准确地记录抢救过程。

第二十八节 膀胱破裂的应急预案

【应急预案】

1.通知医生，迅速建立静脉通路，抽取血标本合血，必要时遵医嘱输血、输液，准确及时应用药物。尽早使用抗生素预防感染。

2.较重的膀胱破裂合并复合外伤者，需及时施行手术，做好术前准备。

3.做腹膜外膀胱造瘘，并引流膀胱周围间隙渗出。开放性膀胱损伤应立即手术治疗，行膀胱造瘘术。患者呼吸心脏停搏时立即进行心肺复苏。

4.观察血尿及腹膜刺激征状，判断有无再出血发生，记录24h引流尿液的颜色、性质、量，鼓励多饮水，增加内冲洗作用。

5.严密观察患者生命体征变化，发现异常及时通知医生处理。做好心理护理。

6.患者病情好转，生命体征平稳后，给予患者营养丰富易消化食物，增强抵抗力，促进伤口愈合。

7.伴有骨盆骨折的患者，应卧于硬板床上，长期卧床者要经常按摩受压皮肤，预防压力性损伤发生。伴有尿道断裂的患者需行尿道牵引，引起疼痛不适时，遵医嘱应用止痛剂。

8.抢救结束后6h内督促医生补记医嘱，准确地记录抢救过程。

第二十九节　宫外孕失血性休克的应急预案

【应急预案】

1.立即通知医生，氧气吸入，流量2~4L/min，用大号静脉留置静脉穿刺，置患者抗休克卧位：头部抬高15°，下肢抬高20°。

2.遵医嘱应用各种抢救药物，如止血药、扩容剂补充液体等。

3.严密观察生命体征、神志、尿量、皮肤黏膜的颜色、温度的变化，发现变化及时报告医生。

4.积极协助医生做好后穹隆穿刺，尿试验等辅助检查，以明确诊断，避免因误诊而延误病情。

5.术前准备：抗休克的同时，必须及时做好术前准备，按剖腹探查术前准备对待，抽血送实验室检查血常规，出凝血时间，备皮，配血，留置尿管等，尽快护送患者进手术室。

6.严格查对制度，防止差错发生，宫外孕破裂失血性休克的患者发病急，病情变化快，可在短时间内大量出血，抢救人员明确min工，默契配合，应紧张而有序地执行各项医嘱与操作。做好“三查七对”，所有抢救药品应经2人核对后方可执行，保留药和安瓿，以备查对，从而杜绝差错、事故的发生。

7.心理护理：由于该病变化快，还需手术治疗，患者对手术有恐惧感，不知所措。因此护士应耐心开导患者，说明抢救、治疗与手术对阻止内出血，挽救生命的重要性，使患者坦然地接受手术治疗。

8.抢救结束后6h内督促医生补记医嘱，准确地记录抢救过程。

第三十节 产后出血的应急预案

【应急预案】

1.立即通知医生，吸氧，补充血容量，使用静脉留置针或选用大头皮针，建立2条以上静脉通道。

2.遵医嘱快速静脉给予各种止血剂、新鲜血、706羧甲淀粉、血浆、冷沉淀或凝血因子，以补充血容量，密切观察出入量并记录。

3.床旁守护，做好心理护理，减轻患者恐惧、紧张心理。

4.备好各种抢救药物及器械，如为子宫收缩乏力，及时应用宫缩剂，如为软产道裂伤，及时配合缝合止血。

5.严密观察子宫收缩及阴道流血情况，严密观察产妇血压、脉搏、呼吸、尿量、末梢温度、神志及瞳孔备好，发现变化及时报告医生，采取有效措施。若出现休克情况，积极配合医生迅速做好术前准备工作。

6.病情稳定后，遵医嘱送回病房，与当班护士病情交接并做记录。

7.抢救结束后6h内督促医生补记医嘱，准确地记录抢救过程。

第三十一节 小儿惊厥的应急预案

【应急预案】

1.发现有惊厥迹象或正在惊厥的患儿时，应立即将患者平卧，头偏向一侧，解开衣领扣带，及时通知医生。

2.将缠有纱布的压舌板放入上下臼齿之间，以防舌咬伤，并便于擦拭及抽吸口腔及气管内分泌物。

3.给予吸氧，备好吸痰器及急救药品等，配合医生积极抢救。因抽风而憋气时可刺激人中、合谷、百会、内关穴等。

4.保持呼吸道通畅，及时吸出呕吐物及分泌物，以防发生窒息。

5.保持静脉通道通畅，以便迅速给药。抽风不止，可给予安定，每次0.2～0.3mg/kg，或10%水合氯醛，每次50～60mg/kg加等量生理盐水灌肠，咽饲。

6.注意安全，防止坠床及碰伤：保持安静，减少一切不必要的操作及刺激。

7.伴有高热者，应采取药物降温及物理降温。

8. 严密观察生命体征准备好，病情稳定后，做好与家属的沟通安慰等心理护理工作。

9.抢救结束后6h内督促医生补记医嘱，准确地记录抢救过程。

第三十二节 新生儿缺氧缺血性脑病的应急预案

【应急预案】

1.及时通知医生的同时，迅速为患儿建立静脉通道，持续吸氧，保持呼吸道通畅，及时清除口腔、鼻腔的分泌物，注意保暖。

2.遵医嘱静脉给予镇静止咳药，如惊厥频发或持续状态时，可采用苯巴比妥钠，每日10～15mg/kg。有脑水肿，颅内压增高时，应及时应用20%甘露醇、呋塞米、地塞米松等利尿脱水剂，严格限制入量。

3.备好各种抢救器械及药品，监测血气、电解质、血糖、心肌酶等。

4.维持良好的通气、换气功能。使血气和pH值保持在正常范围，窒息复苏后低流量吸氧，纠正酸中毒。

5.病情好转后继续应用心电监护监护各项生命体征、氧饱和度，并注意体温及尿量变化。

6.观察有无意识障碍发生的时间，是否存在易激惹，对刺激反应程度，有无肌张力改变，惊厥等，原始反射的减弱或消失。

7.留意神态的变化，如面色，前囟饱满，脑性尖叫，双侧瞳孔大小及肢体活动等。

8.病情完全平稳后，保持室内空气新鲜、光线充足、温湿度适宜、患儿安静，呼吸道通畅、注意保暖，专人护理，及时抽血化验留取标本送检。

9.抢救结束后6h内督促医生补记医嘱，准确地记录抢救过程。

第三十三节　肛肠术后出血的应急预案

【应急预案】

1.加强病房巡护，密切观察患者的病情变化。术后如果1次便血超过20mL且鲜红，应立即通知医生，同时安慰患者不要害怕，惊慌。

2.迅速建立静脉通道，监测血压，备好各种抢救用品，如肛门镜、肠镜、负压吸引器、冷光源、器械包等，并积极配合医生查找出血原因、进行止血。

3.严密观察病情变化，止血后6h内每15～30分钟测量生命体征1次，6～12h后改为1～2h1次，12h后改为4～8h测1次，并做好记录。

4.止血后继续严密观察有无腹胀，以及大便的性质、量、颜色，警惕二次出血。

5.24h内患者要绝对卧床休息，给予舒适卧位，稳定后可下床活动，排便时勿用力，勿久蹲，以免再次引发出血。嘱患者24h内停止进食。如无再次出血，可进无刺激、少渣的流质饮食，大便颜色由黑色转为正常后，改为普通饮食，以营养丰富，粗纤维多的食物为主，多饮水，多吃新鲜蔬菜和水果，注意保持口腔卫生，做好口腔护理。

6.做好患者及家属的心理护理，听取并解答患者或家属的疑问，以减轻他们的恐惧和焦虑心情，使其有安全感。

7.抢救结束后6h内督促医生补记医嘱，准确地记录抢救过程。

第三十四节　供应室紧急突发公共事件物资供应的应急预案

【应急预案】

1.值班人员接到通知，报告护士长，同时通知无菌室人员。

2.确认领取物品名称和部门。

3.准备物品。

4.记录并留存领物项目、规格、数量。

5.发放到临床科室。

第三十五节　灭菌消毒锅不能正常工作时的应急预案

【应急预案】

1.立即通知设备科进行维修。

2.与手术室有关人员联系、协调，在手术室内进行高压灭菌。

3.报告护理部，联系有关医院进行物品灭菌。

第三十六节　供应室发生意外事件的应急预案

（一）停电

【应急预案】

1.每日检查电源开关及线路，高压灭菌前仔细检查，发现异常立即通知电工班。

2.高压灭菌过程中突然停电时，当班人员立即报告护士长，及时联系电工班或总务科。来电后及时消毒灭菌，保证供应。

3.若临床急用物品，应手动打开高压锅取出物品，帮助高压灭菌。

（二）泛水

【应急预案】

1.各班人员每日检查水、电、气管道。

2.发生泛水情况应立即疏通排水系统。

3.当班人员或护士长立即通知维修班，及时维修，做好记录。

（三）消毒锅遇到冷气团

【应急预案】

1.消毒员每日检查高压灭菌器性能，保证正常运行。

2.若发生冷气团情况立即停止高压，仔细查找原因，通知器械维修人员，及时维修。

3.重新启动程序，及时高压灭菌。

第三十七节 手术中突然停电的应急预案

【应急预案】

1.在手术过程中，如果突然遇到意外停电、跳闸等紧急情况时，医务人员应采取补救措施，以保证手术的顺利进行。

2.如果是一个手术间停电，立即检查是否跳闸或保险丝有问题，针对相应问题进行解决。

3.如果是全科停电，立即启用各仪器的备用蓄电池暂维持功能，同时通知电工班、总务科等相关科室进行发电，若无蓄电装置的仪器，可行手工操作。

4.停电期间，本手术间护士不得离开手术间，并密切观察患者的病情变化，以便随时处理紧急情况。

5.将各用电仪器关闭，以免突然来电时损坏仪器。

6.来电后，打开手术所用仪器，并重新调整参数。

7.护理人员将停电经过、时间、原因及患者的特殊情况，书面报告护士长。

8.每位护士应熟悉电工班的电话及各手术间线路走行情况。

9.仪器蓄电池应保持长期备用状态，专人负责，定期检查，以保持应急使用。

第三十八节 手术患者发生呼吸、心跳骤停的应急预案

【应急预案】

1.手术患者进入手术室，在手术开始前发生呼吸心搏骤停时，应立即行胸外心脏按压，人工呼吸，气管插管，快速建立静脉通道，根据医嘱应用抢救药物。同时呼叫其他医务人员帮助抢救。必要时准备开胸器械，行胸内心脏按压术，在抢救过程中应注意心肺、脑复苏，必要时开放2条静脉通道。

2.术中患者出现呼吸心跳骤停时，先行胸外心脏按压术，未行气管插管的患者，应立即行气管插管辅助呼吸，必要时再开放1条静脉通道。

3.参加抢救人员应注意互相密切配合，有条不紊，严格查对，及时做好记录，并

保留各种药物安瓿及药瓶，做到据实、准确记录抢救过程。

4.护士值班人员严格遵守科室各项规章制度，坚守岗位，术中密切观察病情，以便及时发现病情变化，尽快采取抢救措施。

5.急救物品做到“四固定”，班班清点，完好率达100%，保证应急使用。

6.护理人员熟练掌握心肺复苏流程及各种急救仪器的使用方法和注意事项。

第五章　护理工作程序与流程

护理工作繁杂，存在班次和时间的不统一性，使得护士难每一个班次的工作细节都熟练地掌握，工作时易出现遗漏之处，因此，影响了护理工作质量，千万美人的满意度降低。

护理工作程序与流程一章，规范了各项护理工作的内容和顺序，使在不同岗位上的护士能够准确、方便地获取信息，掌握所上班次的工作细节，避免了工作上的遗漏，使护理工作更加及时到位，保证了护理质量。

本章共min六节，详细介绍了病房各班以及重点部门不同岗位的工作流程，它体现了医院以人为本，以人为中心，努力增强服务水平的现代管理意识，强调了护理工作的细致性，使各班次护理行为更合理、更安全、更有序，减少了不规范行为的发生。是各岗位护士长和护士需要参考的重要内容。

第一节　病房各班工作程序与流程

一、护士长工作程序

【程序】

上午：

07：45　到岗，了解危、重、急、新入院、术后患者处理的情况及医嘱执行情况。

08：00　组织晨会，听取交班，传达医院会议精神，布置当日工作重点。

08：30　与全科护士进行床头交接，了解每人夜间情况。

09：00　检查夜班护士医嘱执行、护理文书书写情况，是否认真、真实、符合等无缺项，发现问题及时反馈。

09：30　随科主任查房（危重、疑难、手术前后）等，听取医生意见，及时采取相应护理措施。

10：30　巡视病房，观察病情变化及用药后的反应，检查、监督护理措施是否及时到位，各室是否通畅，更换及时。征求每人意见以利于改进。

11：30　抽查护理表格书写情况，存在问题及时给予纠正。

12：00　离开病房。

下午：

13：45　到岗检查午班护士医嘱执行情况。

14：00　与全体护士进行床头交接，了解每人情况。

14：30　监督、检查病房管理是否整洁。

15：00　深入病房，监督检查基础护理是否到位及时、护理措施落实情况，各位管道是否通畅。征求患者意见及时改进。

16：00　检查抢救车、抢救设备是否完全处于备用状态，检查无菌柜、冰箱、各抽屉等物品及药品放置情况。监测各种消毒液浓度是否准确。

16：30　参加院内各种会议及本病房患者的会诊。

17：00　离开病房。

【流程】

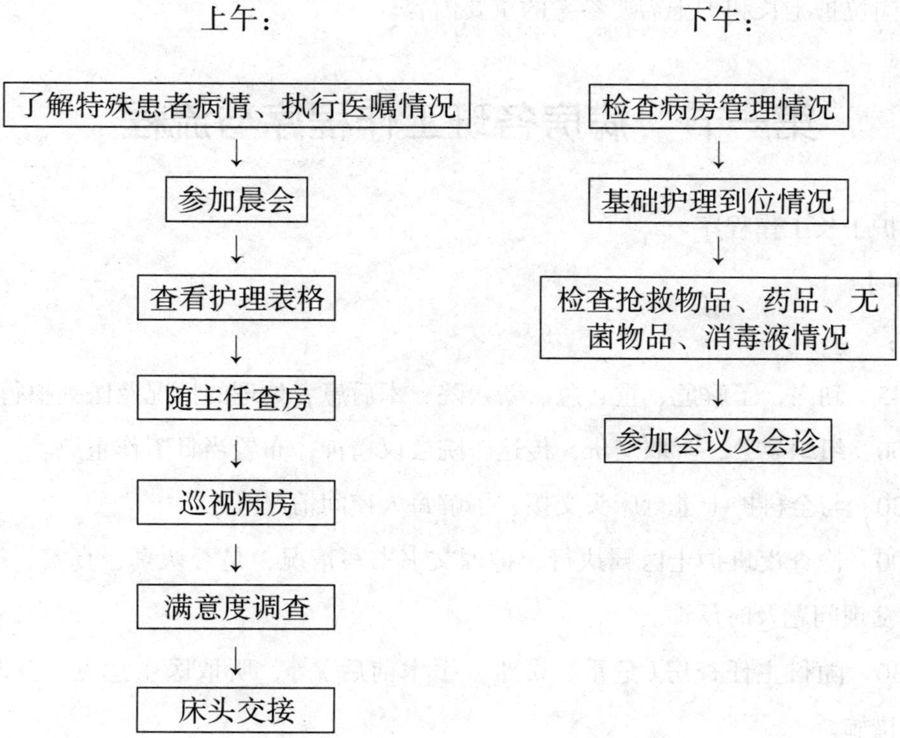

二、办公室班护士工作程序

【程序】

上午：

07：50　到岗，与夜班护士共同核对医嘱、签名，并了解执行情况。

08：00　参加晨会，听取交班。

08：30　与治疗班护士共同核对常规液体，严格做好查对制度。

09：00　与辅助护士共同进行晨间护理，协助患者翻身、拍背，控制陪床人。保持病室清洁、安静。

10：30　摆明日常规液体，并及时通知资金不足的患者缴款。

11：00　办理出、入院患者手续。

11：30　整理办公室，做好各种物品放置有序，保持办公室的整洁。

11：45　与治疗护士共同核对医嘱、签名，并进行交班。

下午：

13：45　到岗，交接物品，做好记录。

14：00　与治疗护士及责任护士共同进行床边交班，了解患者的情况。

15：00　与辅助护士共同整理病室、扫床，协助患者翻身、拍背，各种物品放置有序，严格控制陪床人，保持病室的整洁、安静。

15：30　处理医嘱，并监督执行。

16：00　负责体温记录单的绘制。协助住院1周患者称体重。

16：30　核对患者各项费用，协助出院患者办理手续。核对出院病历的各种检查、化验单，保证齐全。

17：00　核对医嘱，并签字，核对住院患者一览表，填写抗生素使用表。

17：15　擦洗病历夹、电话、桌面等，整理办公室，保持桌面及地面的整洁，准备交班。

17：30　与责任护士及小夜班护士共同进行床头交班。

【流程】

上午：

核对医嘱
↓
核对液体
↓
床头交班
↓
晨间护理
↓
处理医嘱
↓
核对医嘱
↓
摆药
↓
通知资金不足患者缴款
↓
办理出、入院患者手续
↓
整理卫生
↓
交接班

下午：

清点物品并签名
↓
床头交接
↓
整理病室、扫床
↓
处理医嘱
↓
绘制体温单
↓
测量患者体重
↓
办理出院
↓
抗生素使用登记
↓
整理卫生
↓
核对医嘱
↓
床头交班

三、责任护士工作程序

【程序】

上午：

07：45　到岗，了解危重、疑难、术后患者病情。

08：00　参加晨会，听取交班。

08：15　与全体护士进行床头交班，了解患者夜间病情变化。

08：30　督促、检查护理护士做好晨间护理、生活护理。

09：30　定时完成患者的各项治疗（静脉输液、肌肉注射、皮内注射、静脉抢注）等。

10：00　按分级护理要求巡视病房，及时更换液体，观察有无药物不良反应，观察患者病情、心理变化，做好健康教育指导。

10：30　及时做好新入院患者的入院介绍，对出院患者提供正确的出院指导。外科系统随时准备接手术后患者。

11：00　负责患者的摆药、服药及医嘱的核对。

11：30　检查、监督各项护理措施的执行情况，做好及时到位。

11：45　与午班护士交班。

下午：

13：45　准时到岗。

14：00　与午班护士进行床头交班，了解午间患者病情变化。

14：15　与全科护士共同扫床，保持床单元整洁，控制陪床人，保持病房安静。

15：00　按时完成临床各项护理、治疗。外科系统随时准备接手术后患者。

15：30　巡视病房，做好住院患者的健康教育，检查护理措施的落实情况。

16：30　负责完成各项护理文书的书写及新入院患者的入院评估。

17：30　与小夜班护士进行床边交班。

【流程】

上午：

针对性了解患者病情
↓
晨会
↓
床头交接、了解患者夜间情况
↓
确保晨间护理、生活护理到位

下午：

床头交接
↓
了解患者午间情况
↓
整理床单位
↓
控制陪床人，保持病室安静

↓
常规治疗和护理
↓
巡视病房，观察病情及时更换液体
↓
健康教育指导
↓
检查用药情况、观察用药反应
↓
负责摆药、患者服药
↓
交班

↓
常规治疗、护理
↓
健康教育指导
↓
检查护理措施落实情况
↓
书写护理记录
↓
与夜班护士进行床头交班

四、治疗班护士工作程序

07：40　到岗，交接物品，做好记录。检查无菌物品有无过期，并备好需更换的物品。

08：00　参加晨会，听取交班，了解患者病情。

08：15　与办公室护士共同核对药品及输液单，备好各项治疗所需药品、物品。

09：00　负责药物配制，及时更换液体，观察用药后的反应。

10：00　整理治疗室药品及物品，擦拭桌、橱内外面，保持治疗室整洁。

11：00　湿式清扫地面，准备交班。

11：30　就餐。

11：45　到岗，与办公室护士共同核对医嘱并签名，与责任护士交班。

12：00　查看治疗单、注射单，按时给予患者治疗、护理。

13：00　巡视病房，及时更换液体，密切观察病情，注意用药后反应，控制陪床人，保持病室安静，以利于患者午休。

13：40　打扫卫生，保持治疗室内清洁。

14：00　与责任护士共同进行床交班。

15：00　巡视病房，密切观察病情，保持病房安静。

16：00　离开病房。

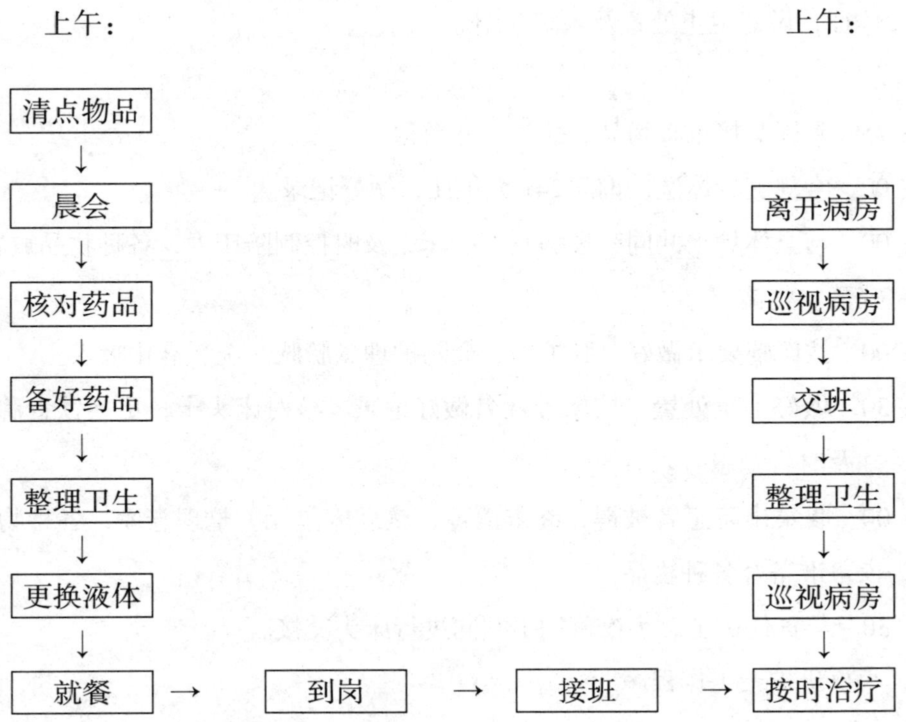

五、辅助护士工作程序

【程序】

上午：

07：40　交接抢救物品、药品，并登记，更换无菌缸、消毒瓶、无菌镊子、各种“84”消毒液。

08：00　参加晨会听取交班。

08：30　参加床头交班，了解夜间患者的病情。

09：00　与办公室护士共同做好晨间护理，整理好床单位，协助患者翻身、拍背。各种物品放置有序，及时控制陪床人，保持病室整洁、安静。将更换被服分类（污染、传染者放入黄色方便袋），并送至洗衣房清洗消毒。

09：30　查看各种执行单（小治疗单），定时为患者测量血压，并做记录。

10：00　更换尿袋、吸氧管、湿化瓶。根据医嘱及时做好口腔护理、会阴护理、膀胱冲洗、氧化吸入等。

11：00　测体温、脉搏、呼吸、血压，并绘制、记录。

11：30　巡视病房，协助患者翻身、拍背。随时接收新入院患者，准备床单元，测绘生命体征，做好卫生处置及入院介绍。

下午：

13：45　到岗交接抢救物品、药品，并登记。

14：00　常规测量体温，询问24h大小便，做好记录。

15：00　与全体护士共同整理病室、扫床，及时控制陪床人，各种物品放置有序，保持病室安静、整洁。

16：00　按医嘱要求做好口腔护理、会阴护理、膀胱冲洗、雾化吸入。

16：30　做好卫生处置，按床号姓名做好记录。核对床头卡，更换饮食牌、分级护理牌，并及时告知患者。

17：00　收集出院患者被褥，终末消毒，整理床单元。整理仓库，各种物品放置有序，为夜班准备好各种物品。

17：30　与责任护士、小夜班护士共同进行床头交接。

六、小夜班护士工作程序

【程序】

16：40　到岗，交接物品，做好记录。

17：00　与责任护士共同进行床头交接，了解患者病情。

17：30　提取全部化验单与检查单，并负责粘贴。

18：00　查看治疗单、护理单、注射单等，按医嘱做好常规治疗和护理。

19：00　测生命体征并绘制在体温单上。

19：30　按分级护理要求巡视病房，观察病情，发现异常及时报告医生。

20：30　做常规治疗、护理。

21：10　书写护理记录及特殊情况护理记录。

21：30　整理卫生，准备交班。

22：00　与大夜班护士床头交班，控制陪床人，保持病室整洁安静。

【流程】

七、大夜班护士工作程序

21：45　到岗，交接物品，做好记录。

21：50　与小夜班护士共同核对医嘱并签名。

22：00　进行床头交接，了解患者病情，控制陪床人，保持病房安静，督促患者休息。

22：30 查看患者化验申请单，核对后再次通知患者。

23：00 测生命体征，并绘制在体温单上。

23：30 巡视病房，观察病情，协助患者翻身、拍背，及时吸痰，必要时鼻饲。如需要换胃管者，鼻饲后拔除胃管。

00：00 按时应用脱水尿药物，晚间12点的抗生素，并观察用药后的反应。

01：30 巡视病房，观察病情，协助患者翻身、拍背，预防并发症，及时吸痰，保持呼吸道通畅。

03：00 按时应用脱水利尿药物。做好常规治疗、护理。

03：30 按分级护理要求巡视病房，观察病情变化，协助患者翻身、拍背。

05：30 协助患者翻身、拍背，预防并发症，抽空腹血并做好记录。

06：00 测生命体征，并绘制在体温单上。

07：00 倾倒各种引流液，记出入量，书写护理记录及特殊情况护理记录。统计全天出入量。

07：45 与白班护士共同核对医嘱并签名。

07：50 整理办公室卫生，准备交班。

08：00 与白斑护士头及晨会交班。

【流程】

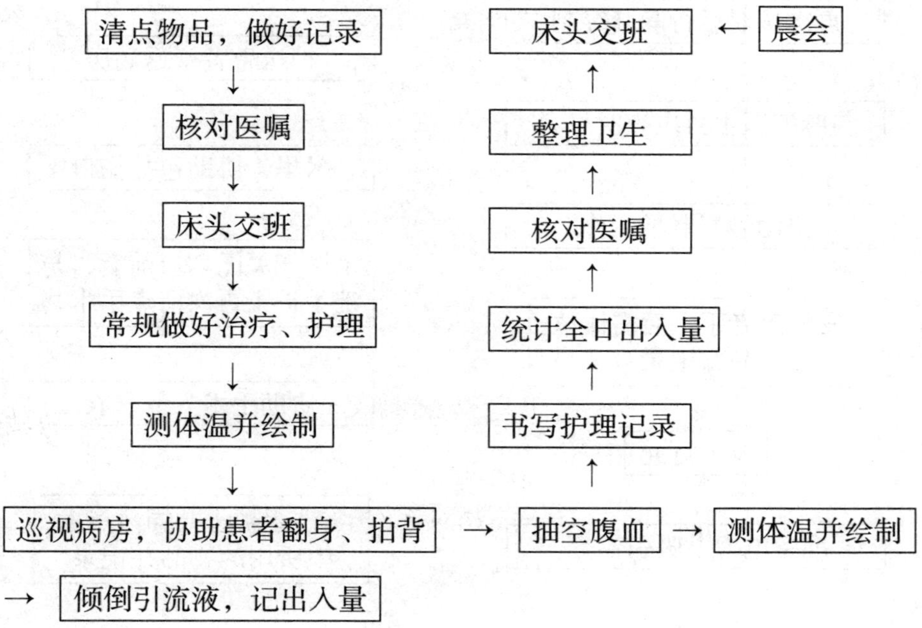

第二节 手术室护士岗位工作流程

一、洗手护士工作流程

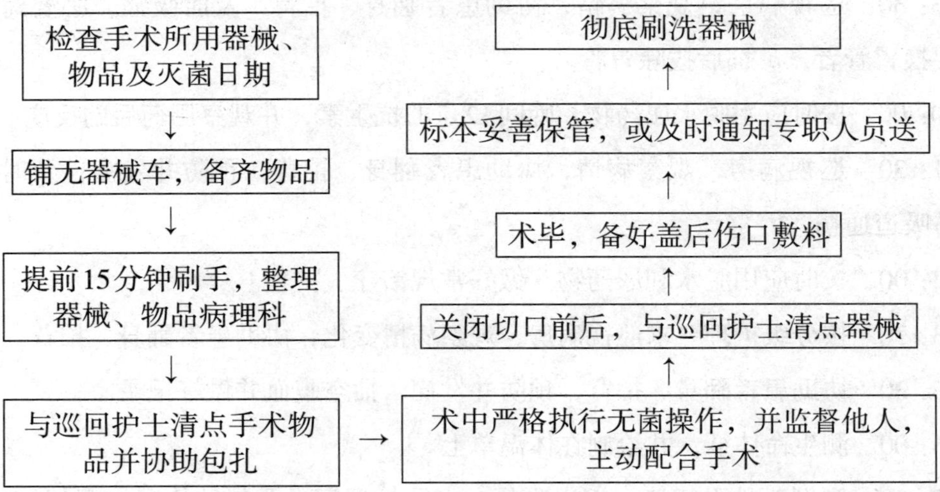

二、巡回护士工作流程

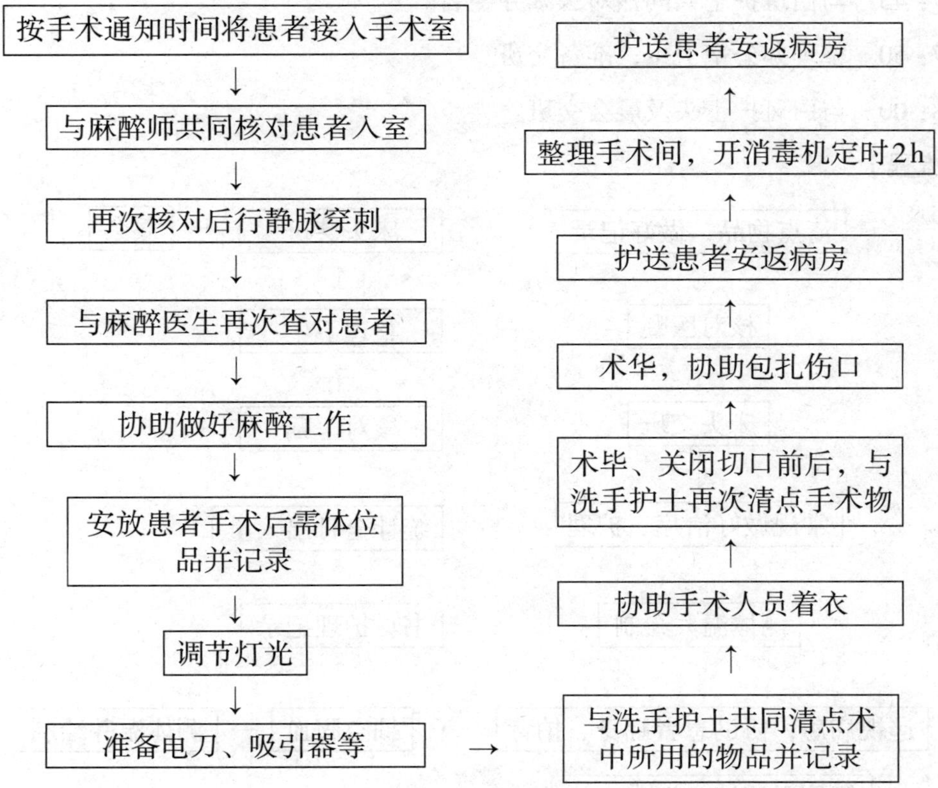

三、夜班护士工作流程

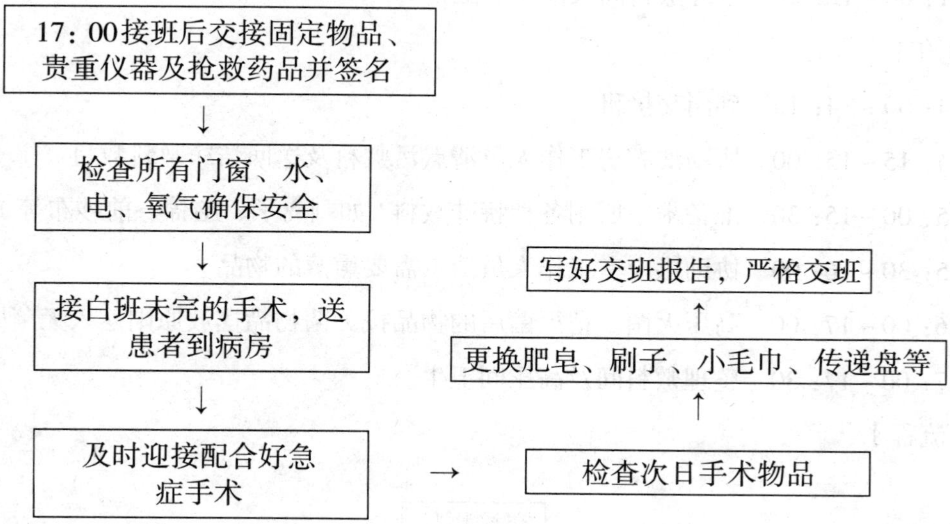

四、中班护士工作流程

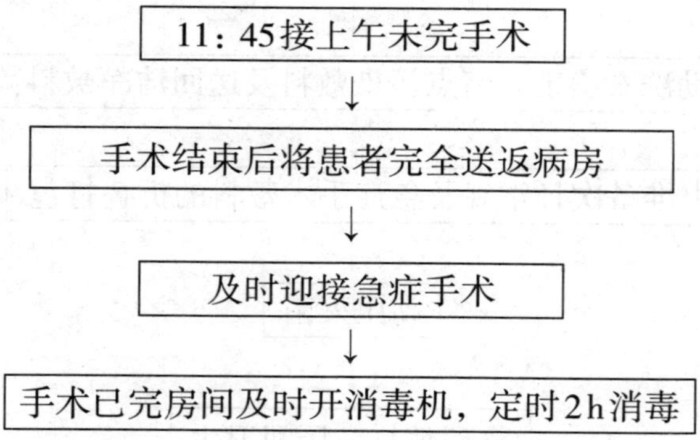

五、敷料室护士工作流程

【程序】

上午：

07：45～08：00　交接班，检查敷料使用情况及有无过期物品。

08：00～08：30　协助洗衣房工作人员清点污染敷料及送回洁净敷料数目。

08：30～09：30　准备日常及急症手术所用各种敷料折叠打包，同时做BD试验，高压灭菌。

09：30～10：30　把灭菌好的物品按无菌物品摆放原则，摆放在无菌橱内。

10：30～11：00　接供应室送回熏蒸好的各种物品，清点数目放入无菌橱内。

11：00～12：00　整理敷料间及高压间卫生。

下午：

14：00～14：15　到岗交接班。

14：15～15：00　协助洗衣房工作人员清点污敷料及送回洁净敷料数目。

15：00～15：30　准备术中所用各种特殊敷料（如剥离子、脑棉、前纱布等）。

15：30～16：00　协助供应室工作人员清点需要熏蒸的物品。

16：00～17：00　高压灭菌。把灭菌后的物品按无菌物品摆放原则摆入无菌橱内。

17：00～17：30　整理敷料间及高压间卫生。

【流程】

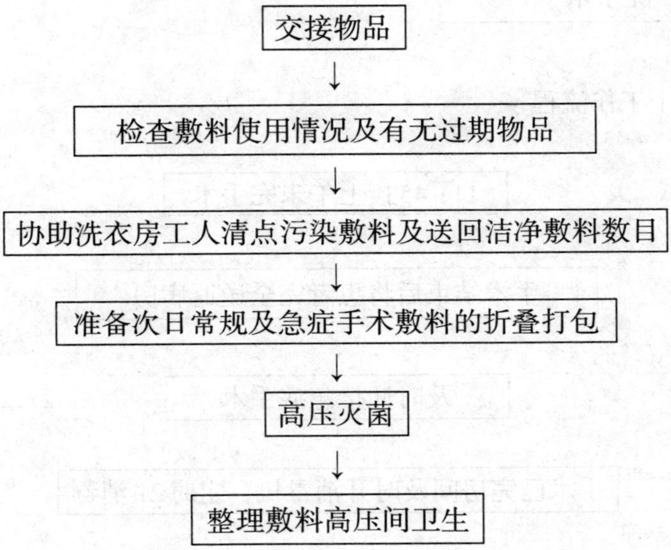

六、器械护士工作流程

【程序】

上午：

07：45～08：00　交接班。

08：00～08：30　检查器械使用情况及有无过期物品。

08：30～09：00　到手术间进行巡视。

09：00～09：30　清点夜班器械上油打包。

09：30～10：00 准备次日常规及急症手术后用各种器械打包。

10：00～11：00 高压灭菌。

11：00～11：30 把灭菌后的物品按无菌物品摆放原则摆放在无菌橱内。

11：30～12：00 整理器械间及高压间卫生。

下午：

14：00～14：15 交接班，清点中午班器械上油打包。

14：30～15：00 准备各种缝线、缝针，检查各种管道有效期，做好各种贵重器械的消耗登记（如钢板等）。

15：00～16：00 高压灭菌。

16：00～17：00 把灭菌后的物品按无菌物品摆放原则摆放在无菌橱内。

17：00～17：30 整理器械间及高压间卫生。

【流程】

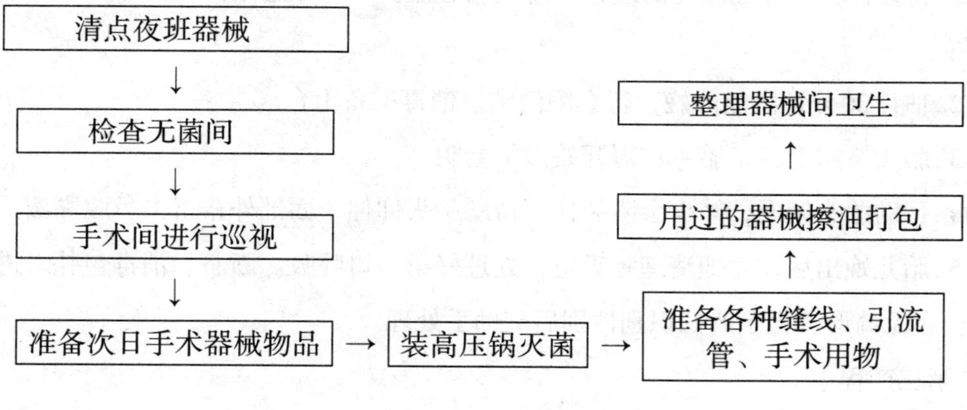

第三节 助产士工作流程

【程序】

07：45 到岗，更衣，着装整洁，交接物品。

08：00 参加晨会。

08：30 与夜班床头交接待产妇的详细情况。

09：00 接待新入产妇入待产室，协助医生进行产前检查并评估，做入室监护。

未临产护送产妇回病房，与病房护士详细交接并签字。

产妇临产，开始产程陪护，介绍自己及待产环境。做好产程指导及健康教育。

严密观察产程：

【第一产程】

1.潜伏期：正常产妇每2个h监测血压1次，每30分钟监测胎心1次，每4h阴道检查1次，了解阴道检查的目的。每30分钟摸宫缩1次，连续观察3次记录1次。注意产妇的休息、饮食和排尿。每2h鼓励排尿1次（必要时给予镇静和补液）。

2.活跃期：每15分钟监测胎心1次，至少监测30S。阴道检查每2h1次。宫口开大5cm行人工破膜，注意羊水颜色、开关及量，并破膜的时间。宫口开大8cm护送产妇入分娩室，利用两次宫缩间歇期协助产妇上产床，摆好体位。将新生儿辐射台电源打开预热。将新生儿出生后的用物检视妥当。

【第二产程】

1.持续评估母体和胎儿的改善。持续胎心监护。产床边陪护，指导产妇正确运用腹压屏。

2.估计30分钟内能分娩，行会阴清洁、消毒准备上台。

3.胎头拨露上台，胎头首冠开始保护会阴。

4.帮助胎头俯屈，减少会阴裂伤。帮助胎头仰伸，面部外露挤去鼻腔黏液。

5.胎儿娩出后，立即清理呼吸道，处理好第一口呼吸。断脐、消毒包扎。进行全身检查有无畸形。提示产妇识别性别后交助手处理。

【第三产程】

1.掌握胎盘的剥离征象，需5～6分钟，不超过15分钟。

2.胎盘娩出后及时按摩子宫，正确估计出血量。

3.测量胎盘的大小、重量、是否完整、有无副胎盘。测量脐带的长度、扭转及附着情况并记录。

4.检查软产道有无裂伤。

5.清洁外阴，清理所有物，更换产妇会阴垫，帮助产妇舒适卧位，并注意保暖。

6.清洗接生器械，擦干，涂油，打包。

【新生儿护理】

1.把新生儿放在预热的抢救台上，印新生儿左足印，母亲的右手食指印。肌注维生素K 15mg，测体重，与母亲进行皮肤接触，时间30分钟。记录出生时间。

2.仔细填写分娩记录。

【第四产程】

1.严密观察子宫收缩及阴道流血，每15分钟按摩1次子宫，估计出血量。注意子宫底的高度，膀胱是否充盈，会阴有无血肿，并记录。

2.每30分钟监测生命体征，严密观察产妇的一般情况。及时给产妇热糖水，并注意保暖。

3.介绍产后注意事项，做好母乳喂养的宣教。

4.观察新生儿的皮肤颜色、呼吸，检查脐部有无渗　血，注意保暖。

5.产后2h，按摩子宫、监测血压、总计出血量，宫缩良好，母子无异常护送回病房。

6.接产者保护产妇的头部在后，助手在前，确保母子平安。

7.与病房护士详细交流，共同协助产妇移至病床，保持好产妇的隐私。

8.母子平安交给值班护士，并共同签字。

【工作流程】

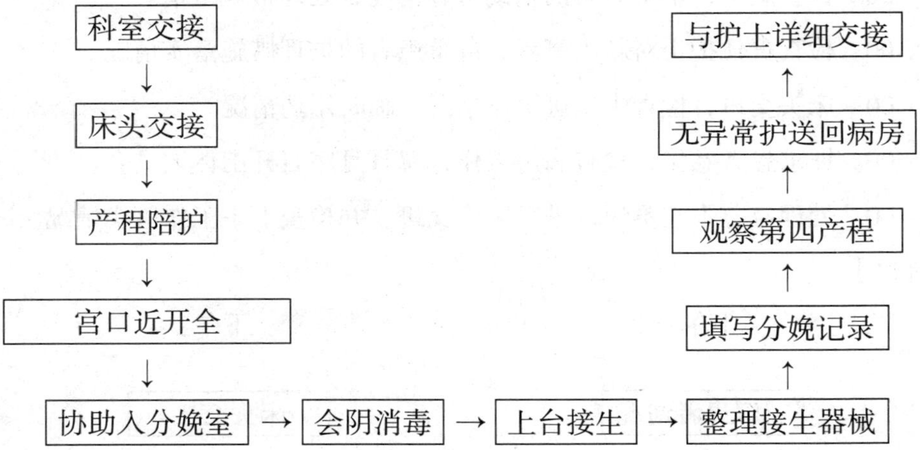

第四节　ICU岗位工作程序与流程

一、护士长工作流程

【程序】

07：45　进入病房，了解患者夜间情况，包括新发患者及夜间病情变化情况。病房整体情况，治疗室卫生、病室卫生，物品是否定点放置，患者晨间护理是否到位，护理文书书写是否规范、标准，早晨患者抽血情况。

08：00　参加交班，晨会提问，提出存在的问题并对存在的问题进行分析，制定改进措施，布置当天的重点工作，床头交班，每月第1个周六进行护理查房，检查患者的卫生处置情况、皮肤及管道情况。

08：30　参加并检查晨间护理，观察病情并与患者沟通，了解患者的合理要求并根据情况满足患者的合理需求，参加主任和主管医生的查房，对提出的护理问题进行处理。

09：30　处理并查看医嘱发问，检查医嘱处理及执行情况，巡视病房，了解患者的用药、液体滴速，检查护理工作到位情况，指出存在的问题并及时改进，检查消毒液更换情况，一次性物品处理、抢救药品、治疗室卫生、无菌橱是否有过期物品、冰箱药品旋转情况。

10：30　检查病历，了解患者的辅助检查情况，处理常规事情。

11：00　检查责任护士对新入患者、危重患者的护理措施落实情况。

14：00　床头交班，检查中午班工作情况，临时用药情况。

15：00　征求患者意见，检查病房工作，每月月底召开工休人员会。

16：00　处理应急不吐不快，进行床头交班。并检查下午工作落实情况。

【流程】

上午：

了解患者情况
↓
查看护理表格书写
↓
晨会

下午：

床头交接
↓
查看患者用药情况
↓
检查医嘱执行情况

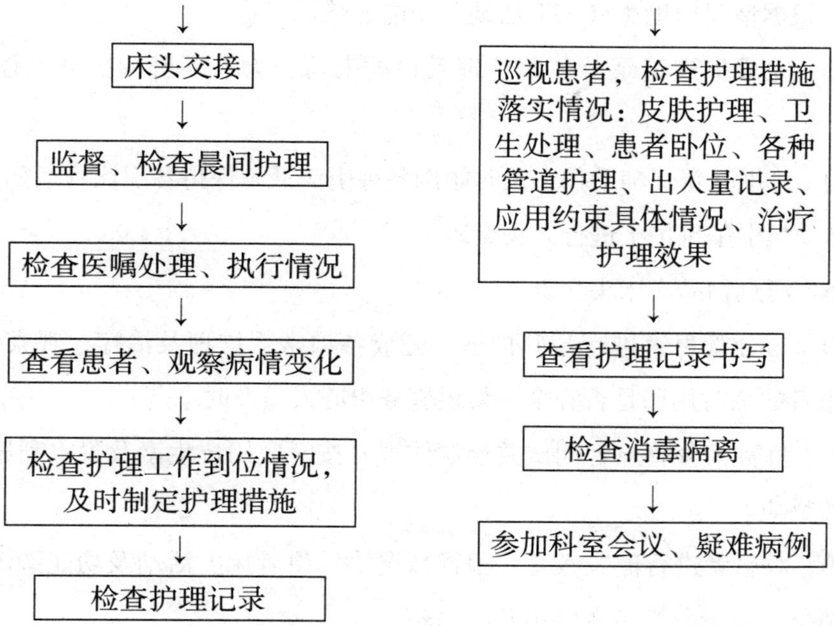

二、责任护士工作程序

【程序】

07：45　进入病房，了解分管患者情况，负责各种仪器的清点及保养工作，使其处于备用状态。

08：00　参加交班，晨会提问，对工作中存在的问题提出建议，床头交班。

08：30　为分管患者进行晨间护理。

09：00　指导并协助辅助护士完成基础护理（口腔护理，会阴擦洗，胃管冲洗，雾化吸入），并注意观察病情。有中午班输液后，注意观察患者用药情况及用药后的反应。

09：30　按时为鼻饲患者进行鼻饲，卧床患者翻身，观察病情，保持各管道通畅，护送转出患者回病房，并准备迎接新入患者，保持病室安静、清洁，床单元整齐。患者转出后及时督促清洁工做好终末消毒，督促辅助护士为新入患者做好卫生处置，督促主管蓬乱带领患者各种检查。

10：30　中午班离开后负责治疗室的卫生，分管患者的加药及治疗，负责分管患者的抢救。

11：00　测试并绘制分管患者的体温，并对体温异常患者做出处理。对患者进行健康教育，根据情况协助患者床上活动及功能锻炼。

11：20　完成护理记录及各种护理表格的书写，为下一班的护理工作做好准备工作。

11：30　协助并督促辅助护士及时倾倒各种引流液，保持各引流管通畅。

11：45　与中午班护士进行床头交班。

13：45　清点物品，床头交班。

14：00　为分管患者进行基础护理，完成各项常规护理及治疗，观察病情变化。核对分管患者的临时用药是否齐全，督促服务中心人员及时拿药。

15：00　负责为分管患者测试并绘制体温，按时应用抗生素及脱水利尿药物并观察用药后的反应。

15：30　对患者进行健康教育，根据情况协助患者床上活动及功能锻炼。观察各引流管的情况。负责分管患者停用药的退药。

16：30　完成护理记录及各种护理表格的书写，为下一班的护理工作做好准备工作。协助并督促辅助护士及时倾倒各种引流液，保持各引流管通畅。

16：45　与小夜班护士进行床头交班。整理病房工作台及抽屉，擦洗病历夹并保持清洁。

17：00　核对医嘱并签名。

【流程】

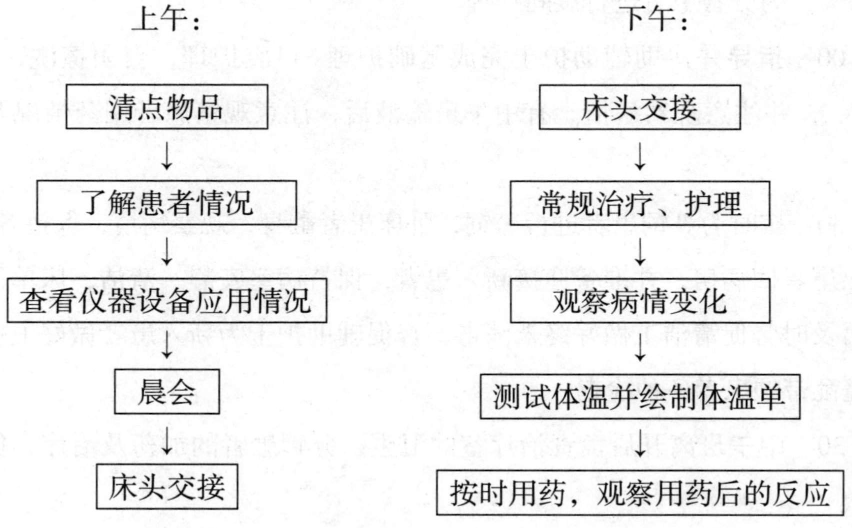

↓
晨间护理
↓
基础护理
↓
遵医嘱，按时、准确用药
↓
密切观察病情
↓
健康教育指导
↓
管道护理，实施护理措施
↓
书写护理记录

↓
健康教育指导
↓
协助患者功能锻炼
↓
负责停用药的退药
↓
倾倒引流液，记录
↓
书写护理记录
↓
整理卫生，交班

三、办公室工作程序（中午班）

【程序】

07：45　查看夜班医嘱及各种表格的填写情况。

08：00　参加交班、晨会，床头交班。

08：30　参加晨间护理，催欠钱患者交钱。

09：00　处理医嘱，并通知责任护士更改医嘱情况，打印各种辅助检查单，通知服务中心取药。

10：00　负责患者的常规记账（口腔护理、皮肤护理、外阴擦洗、输液泵、留置针、治疗费）。

10：10　办理出入科患者的转入、转出手续，与治疗班共同摆药。辅助责任护士进行工作。

10：30　与责任护士交班后离开病房。

11：45　清点物品与责任护士交班。

12：00　负责分管患者的所有治疗与护理，协助患者进食，并负责清理所有的用药，保持病室安静，督促患者午休。

13：00　完成分管患者所有护理表格的书写，为下一班做好准备工作。

13：45　倾倒分管患者的引流物，与责任护士交班。

14：00　核对医嘱和化验单并签名。

14：10　协助班完成下午治疗，与供应室更换物品，保持治疗室清洁。

14：30　离开病房。

【流程】

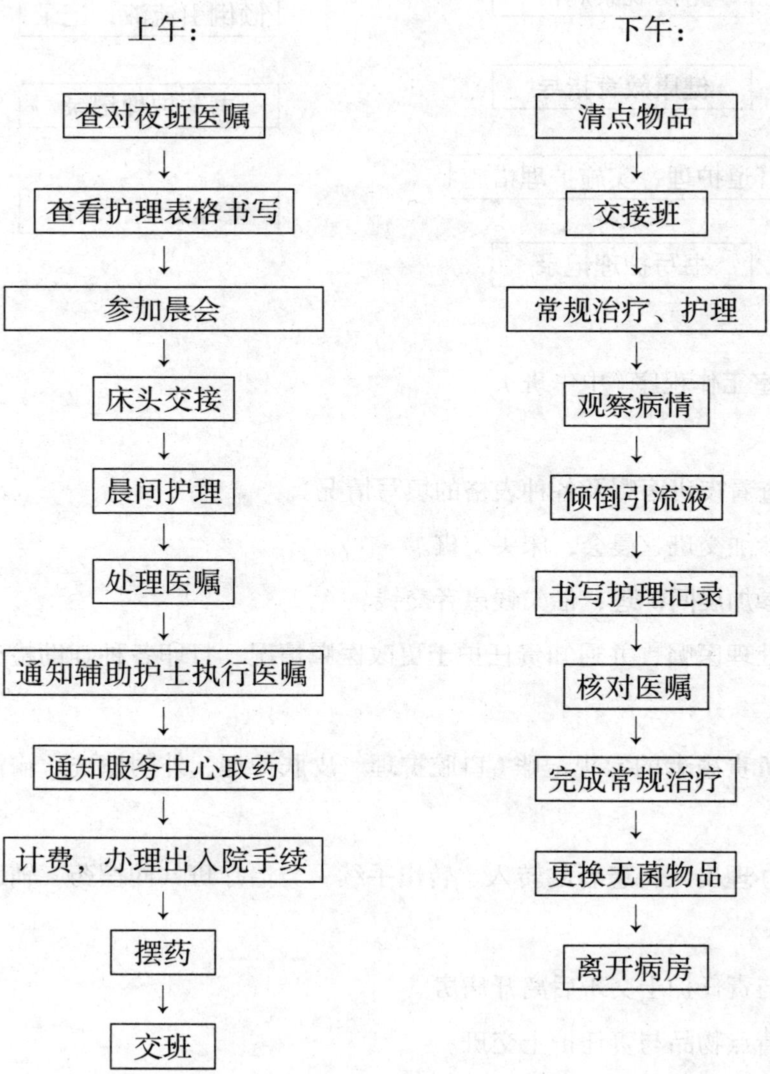

四、治疗班工作程序（中午班）

【程序】

07：45 进入病房，清点输液器及注射器并登记，交接物品，检查无菌橱中是否有过期物品。

08：00 参加交班，晨会提问及床头交班。

08：30 监测更换消毒液并登记，按时更换消毒瓶及棉球缸，与供应室更换无菌物品，浸泡棉 球，备齐换药用物。清洗所有的84消毒液浸泡的和操，晾干并放回原处。

08：45 打印输液单，查对药品并负责补齐，因患者缺钱而无常规液要及时催钱，负责加药。

09：00 为患者进行输液治疗，负责雾化吸入药物及肝素的配置。

09：30 整理治疗室，保持治疗室内清洁整齐，物品放置有序，窗台地面无杂物，每天对无菌橱、操作台、抽屉、冰箱进行整理并擦拭。

10：00 摆当日的临时用药和次日的常规液，负责病房所有患者的药液的配置。辅助责任护士进行工作。

10：30 与责任护士交接药品后离开病房。

11：45 清点物品与责任护士交班。

12：00 负责分管患者的所有治疗与护理，协助患者进食并负责清理所有的用物，保持病室安静，督促患者午休。

13：00 完成分管患者所有护理表格的书写，为下一班做好准备工作。

13：45 倾倒分管患者的引流物，与责任护士交班。

14：00 核对医嘱和化验单并签名。

14：10 协助责任班完成下午治疗，与供应室更换物品，保持治疗室清洁。

14：30 离开病房。

【流程】

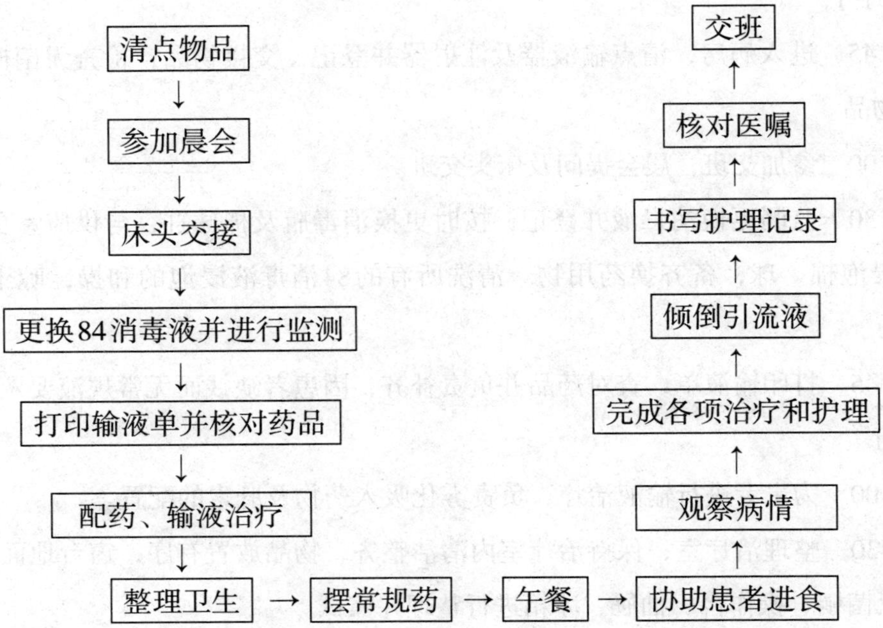

五、小夜班工作程序

【程序】

16：45　进入病房清点物品、抢救药品、设备仪器、并使其处于备用状态。

17：00　与责任护士进行床头交班，掌握分管患者的治疗和用药情况。

17：15　全面负责分管患者的治疗和护理工作，密切观察患者的生命体征及病情变化，随时应急抢救。

17：30　打印各种化验和检查结果并粘贴在病历上，完成新入及常规患者的记账。

18：00　协助患者进食、服药，清理用物。

19：00　负责分管患者体温的测量和绘制，对发热的患者及时采取护理措施。

19：30　为分管患者进行常规的治疗和护理（翻身、吸痰、雾化吸入，鼻饲等）。

20：00　为患者进行健康教育、功能锻炼，书写各种护理表格。

20：30　为患者进行晚间护理，保持病室安静。次日抽空腹血者指导患者。零点后禁食水。

21：00　督促患者休息，为大夜班做好准备工作。

21：30　书写护理记录，倾倒各种引流液。

21：45　与大夜班交班，交代本班患者的病情及用药特殊处理情况。

22：00　核对医嘱并签名。

【流程】

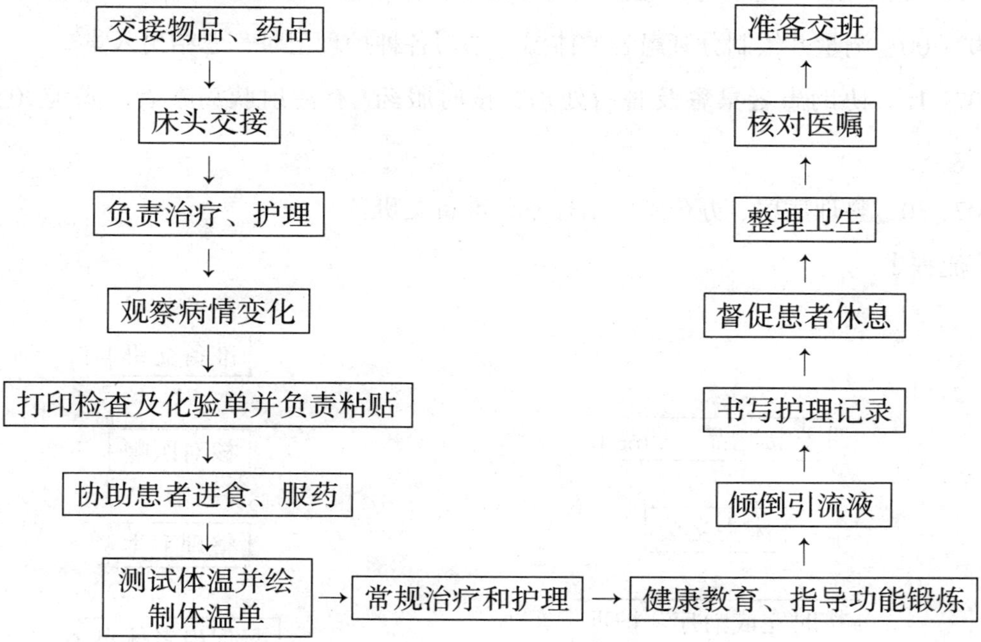

六、大夜班工作流程

【程序】

21：45　进入病房，与小夜班交接班（物品、药品、仪器设备），并登记签名。

22：00　与小夜班闲头交班（病情、用药、皮肤、管道），调节灯光，保持病室安静，有利患者休息。

23：00　按时完成分管患者的治疗与护理工作，密切观察病情变化，准确测量生命体征，并按时记录。

23：30　协助患者翻身、拍背，及时吸痰，必要时鼻饲。如需要换胃管者，鼻饲后拔除胃管。

00：00　按时应用脱水利尿药物，晚间12点的抗生素，并观察用药后的反应。

01：00　协助患者翻身，并密切观察病情，完成各项记录。

03：00按时应用脱水利尿药物，协助翻身、拍背，及时倾倒各种引流液。

04：00　密切观察生命体征的变化，如有异常及时处理，书写各种记录。

05：00　核对各种化验单及各种检查单，及时翻身。

06：00　做常规治疗和护理（抽空腹血，倾倒各种引流液，更换引流袋或瓶，更换吸痰器储液瓶并浸泡消毒，更换氧气湿化瓶和鼻导管，为患者清洁手、脸）。

07：00　测量并绘制分管患者的体温，书写各种护理记录，总结出入量。

07：15　协助患者早餐及餐后处理，按时服药（有注射胰岛素者，餐前30分钟注射）。

07：30　整理病房、办公室、治疗室，准备交班。

【流程】

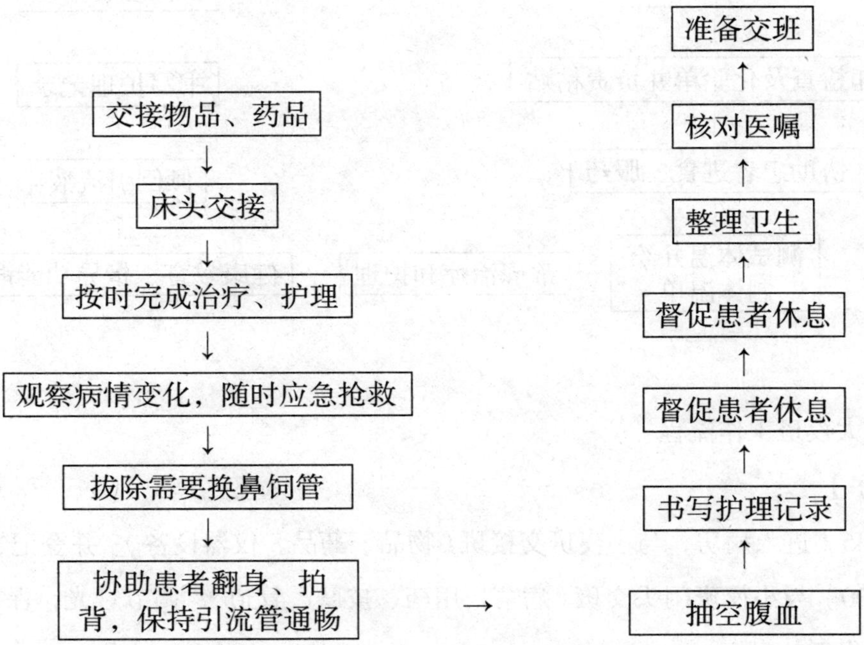

七、辅助班工作流程

【程序】

07：45　进入病房，了解分管患者夜间病情，交接抢救药品，准备一次性用品及门口鞋套和一次性口罩帽。

08：00　参加交班，晨会提问，对工作中存在的问题提出建议，床头交班。

08：30　备好晨间用物，参加晨间护理，并保持病室床单元、床头桌的整齐、清洁。做好晨间护理用物的善后处理。为患者留取各种标本。

09：00　为患者做好基础护理（口腔护理、外阴擦洗、皮肤护理、雾化吸入、膀胱冲洗、翻身拍背、吸痰、卫生处置，更换各管道胶布），各种护理工作后的用物处理，如雾化器的消毒等。

10：00　为患者进行鼻饲，协助翻身，为新入患者准备病床单元，为转出患者进行终末消毒。协助患者大小便，及时测量血压并做好记录。

10：30　与患者沟通，了解患者的心理需求，为患者解决问题。

11：00　为分管患者测量体温，倾倒各种引流液。

11：30　为中午班做好各种准备工作。

11：45　与中午班床头交班。

13：45　床头交班。

14：00　为患者做好基础处理。

15：00　测量体温，协助翻身、鼻饲，在责任护士的指导下完成各项工作。

16：00　为新入患者做好入院介绍，为住院患者做好健康教育。

16：30　回收被服，整理仓库，倾倒各种引流液，为小夜班做好准备工作（一次性用品及被服）。

16：45　与小夜班床头交班。

【流程】

上午：

交接抢救药品
↓
准备一次性物品、鞋套、口罩、帽
↓
参加晨会
↓
床头交接
↓
留取各种标本

下午：

交接抢救药品
↓
床头交接
↓
测量生命体征
↓
整理床单元
↓
基础护理

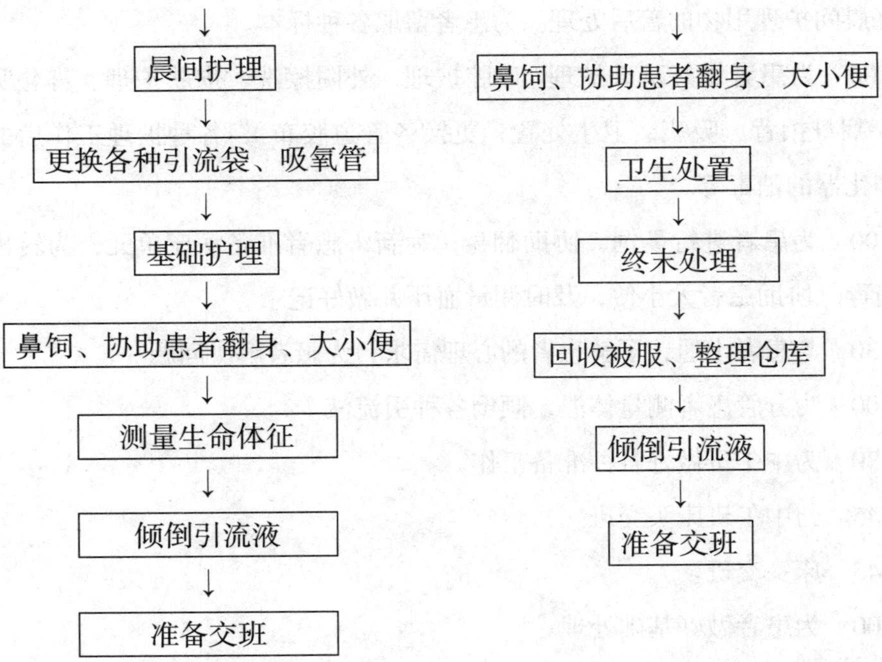

第五节 NICU 工作程序

一、NICU责任护士工作程序

【程序】

上午：

07：45　进入新生儿监护室，了解每个患儿的夜间病情，检查仪器是否完好，使其处于备用状态。

08：00　参加晨会，听取交班报告。对患儿逐一床头交接，对危重患者及特殊治疗患者做到心中有数

08：30　与辅助护士共同做好基础护理（五官护理、脐部护理、臀部护理等），并注意观察病情。

09：30　负责静脉注射及肌肉注射，及时应用临时药物。严格执行无菌操作及查对制度。医嘱执行后及时签名，确保患儿用药安全。

10：30　治疗班离开后负责治疗室的卫生，与辅助护士共同喂奶，及时更换尿布。

11：00　检查辅助护士的基础护理工作，如温箱、蓝光箱、微泵的清洁消毒工作、卫生处置、口腔护理、皮肤护理、翻身、拍背等。

11：00　密切观察病情及用药后的反应。保持温箱及蓝光箱的温、湿度适中，输液泵及注射泵用量准确。及时准确做好护理记录。

11：45　与治疗班护士认真交接每个患儿。

下午：

14：00　交接新生儿室物品及患儿用药，与中午班护士床头交接。

14：30　为患者应用常规肌注及静脉用药。

15：00　密切观察病情，及时更换尿布，按时喂奶，保持患儿舒适。

15：30　认真书写护理记录，检查医嘱完成情况。

16：45　整理治疗室内的卫生，为夜班做好物品准备，与小夜班护士进行床头交接。

【流程】

上午：　　　　　　　　下午：

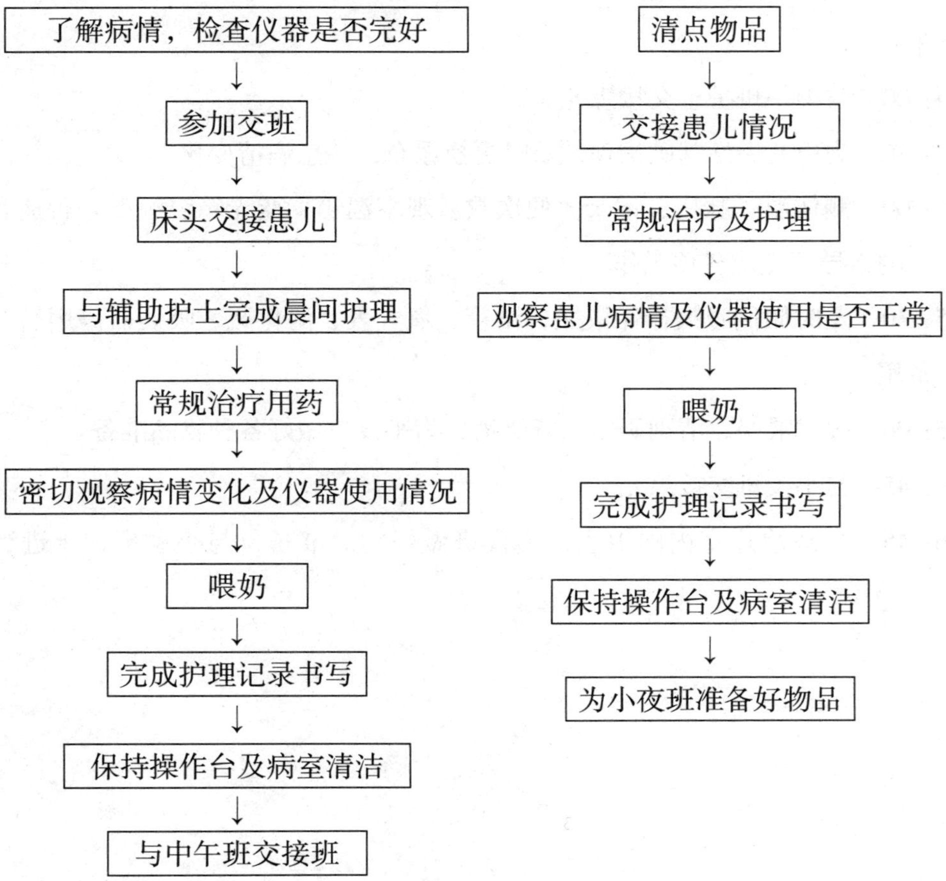

二、NICU辅助护士工作程序

【程序】

上午：

07：45　进入新生儿监护室，了解患儿日间病情，更换物品并送供应室。

08：00　参加晨会，听取交班报告，与大夜班护士共同交接患儿。

08：30　为患儿测体重，做基础护理，保持皮肤清洁，各种护理工作后的用物处理到位。

09：30　更换氧气管及湿化瓶，温箱水槽内加水，周一、周四更换水槽内蒸馏水。负责温箱、蓝光箱、微泵的清洁消毒。

10：30　协助责任护士完成患者的各项治疗工作，常规测量T、P、R，并记录。按时喂奶，及时更换尿布。

11：00　清刷奶瓶，煮奶嘴，为中午班做好各种物品准备。

11：45　与中午班闲头交接。

下午：

14：00　与中午班护士交接患儿。

14：30　为患儿做好基础护理，及时更换尿布，注意病情变化。

15：00　测体温、脉搏、记录大便次数。观察温箱、蓝光箱温湿度是否适宜，在责任护士的指导下完成各项工作。

15：30　及时倾倒吸痰器储液瓶，温箱、氧气表、湿化瓶、吸痰器停用后及时清洁消毒备用。

16：00　按时喂奶，清刷奶瓶，煮奶嘴，为小夜班做好各种物品准备。

16：45　与小夜班交接患儿。

16：45　整理治疗室内的卫生，为夜班做好物品准备，与小夜班护士进行床头交接。

上午：

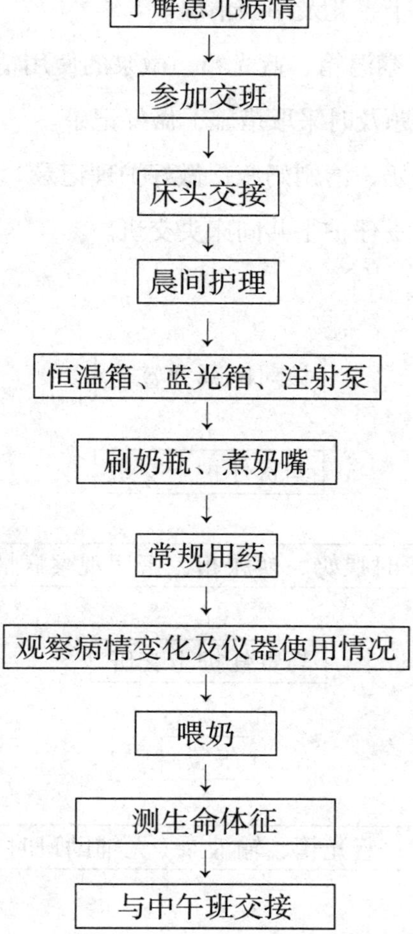

下午：

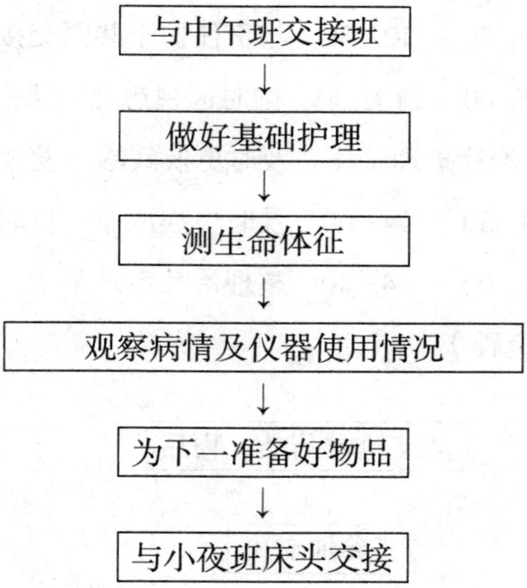

三、NICU治疗班护士的工作程序

【程序】

07：45 ~ 08：00　进入新生儿室，清点抢救药品及物品。

08：00 ~ 08：30　参加晨会，听取交班，床头交接患儿。

08：30 ~ 08：40　浸泡酒精棉球，更换体温表消毒浸泡液。

08：40 ~ 09：30　与责任护士共同查对药物，液体量要准确，min瓶、min期加药，准备临时液体的药品。

09：30 ~ 11：00　铺无菌盘。整理治疗室的卫生，交接特殊用品、药物。负责温箱的清洁消毒。

11：00 ~ 11：50　午餐。

11：50 ~ 12：00　与责任护士共同交接每个患儿及用药情况。

12：00 ~ 13：30　按时巡视患儿，重点观察温箱、蓝光箱、微泵的使用情况，负责各项治疗护理工作。及时更换液罐，发现问题及时采取措施，做好记录。

13：30 ~ 14：00　及时更换尿布，按时喂奶，清刷奶瓶，做好护理记录。

14：00 ~ 14：30　整理治疗室的卫生，与责任护士共同床头交班。

【流程】

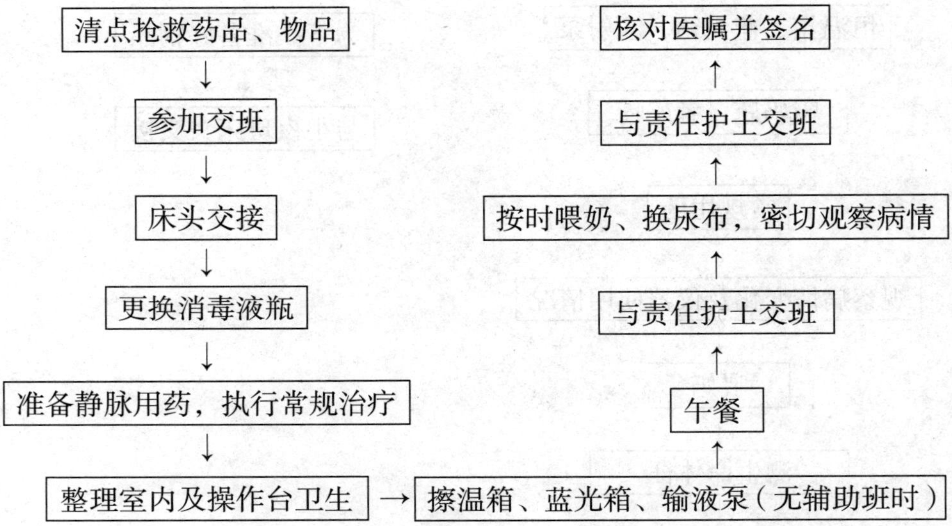

四、NICU小夜班护士工作程序

【程序】

16：45　按新生儿室物品、药品，查看冰箱内有无过期奶，与责任护士认真交接每个患儿及用药情况。

17：00　密切观察病情变化，观察温箱、蓝光箱、微量泵的使用情况，负责各项治疗护理工作。及时更换液体，发现问题及时采取措施，做好记录。

19：00　测T、P、R，并做好各种记录。按时喂奶，及时更换尿布。

20：00　清刷奶瓶，整理室内卫生，为大夜班做好各种物品准备。

20：20　书写护理记录。与大夜档边交接班，核对医嘱。

【流程】

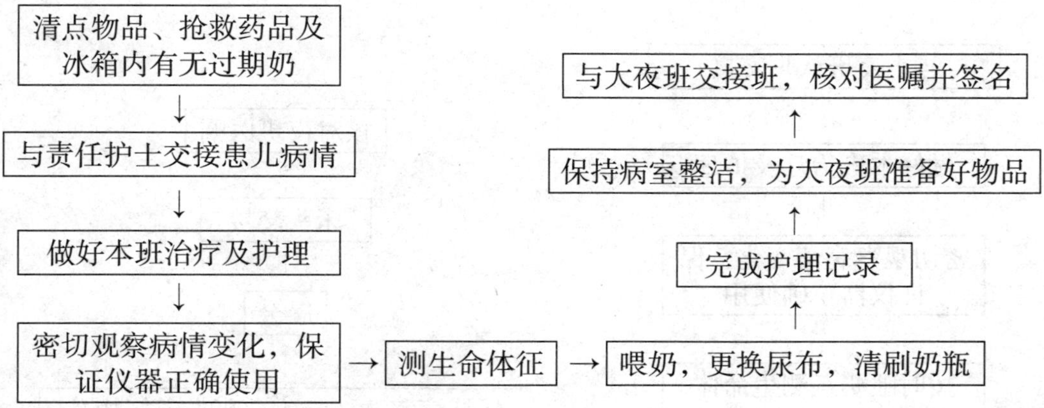

五、NICU大夜班护士工作程序

【程序】

20：45　接新生儿室物品、药品，与责任护士认真交接每个患儿及用药情况。

21：00　查看各执行单、护理记录单、掌握患儿的病情，各项治疗、护理工作到位。密切观察病情变化，观察温箱、蓝光箱、微泵的使用情况，发现问题及时采取措施并做好记录。

22：00　按时喂奶，及时更换尿布。密切观察病情变化，保证仪器正确使用。

23：00　测T、P、R，并做好各种记录。

24：00　注意病情变化，及时更换尿布，准确执行医嘱。

03：00　喂奶，测T、P、R并记录。

04：00　核对各种化验单、抽血标本。

05：00　测T、P、R，抽空腹血。

6：00 ~ 7：30　完成本班护理记录的书写。

07：30　清刷奶瓶，整理室内卫生，为白班做好各种物品准备。

08：00　晨会、交班。核对夜间医嘱并签名。

【流程】

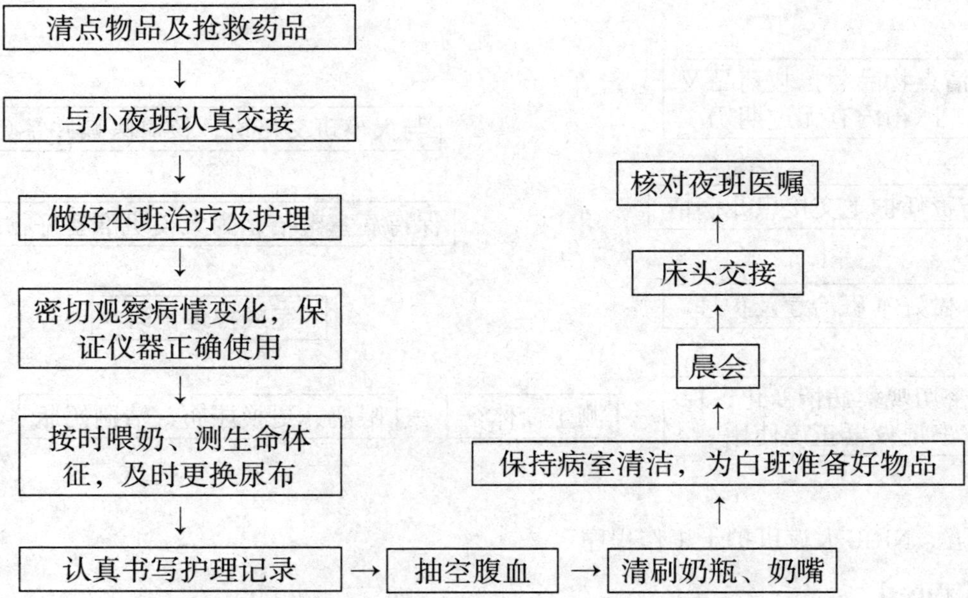

第六节　供应室护士工作程序

一、下收、下送人员工作程序

【程序】

上午：

08：00 ~ 08：30　开早会、学习，做下收前的准备工作。

08：30 ~ 09：30　下病房回收用过的有关物品。回收顺序如下：

1。产房→急诊室。

2。ICU→手术室→儿科→内三→综合Ⅱ→妇产科→内二→骨科→综合Ⅰ→内一→外科。

3。合计回收物品总数，并记录在合计栏内。

09：30 ~ 10：00　将回收的物品分类，与回收室人员清点。下收车用后立即用1000 mL/L有效氯消擦拭后存放在规定的位置。

10：00 ~ 11：00　洗手，领取无菌物品，按回收顺序下发各科无菌物品。

11：00 ~ 12：00　下送车送物完毕用500mL/L有效氯消毒液擦拭后交无菌室存放。整理用物，清洁卫生。

下午：

14：00 ~ 14：30　做下收前的准备工作。

14：30 ~ 15：30　下病房按以上顺序回收各类物品。合计回收物品总数，并记录在合计栏内。

15：30 ~ 16：00　将回收的物品分类，交予回收室人员清点。下收车用后立即用1000mL/L有效氯消毒液擦拭后存放在规定的位置。

16：00 ~ 17：30　洗手，领取无菌物品，按回收顺序下发各科无菌物品。下送车送物和500mL/L有效氯消毒液擦拭后交无菌室存放。整理用物，清洁卫生。

【流程】

上午：

早会、学习
↓
下病房回收用过的有关物品
↓
分类、清点物品
↓
洗手，下发各科无菌物品
↓
整理用物，清洁卫生

下午：

做下收前的准备工作
↓
下病房回收用过的有关物品
↓
分类、清点物品
↓
洗手，下发各科无菌物品
↓
整理用物，清洁卫生

二、洗涤组人员工作程序

【程序】

上午：

08：00 ~ 08：30　开早会、学习。

08：30 ~ 09：30　（1）保养、检查清洗设备及水处理设备。

（2）常规配备有效氯消毒液。

（3）接收门诊、中医院用过的物品，将回收的物品分类，器械放于清洗机内清洗，特殊物品进行手工清洗。

09：30 ~ 10：00　清点回收的所有物品，发现情况及时反馈。

10：00 ~ 11：00　按程序进行常规消毒、清洗所有回收的物品。

11：00 ~ 12：00　不早不晚用物，清洁卫生。

下午：

14：00 ~ 15：30　做好清洗前的准备工作，接收门诊、中医院用过的物品，将回收的物品分类，器械放于清洗机内清洗，特殊物品进行手工清洗。

15：30 ~ 16：00　清点回收的所有物品，发现情况及时反馈。

16：00 ~ 16：30　按程序进行常规消毒、清洗所有回收的物品。

16：30 ~ 17：30　整理用物，清洁卫生。

【流程】

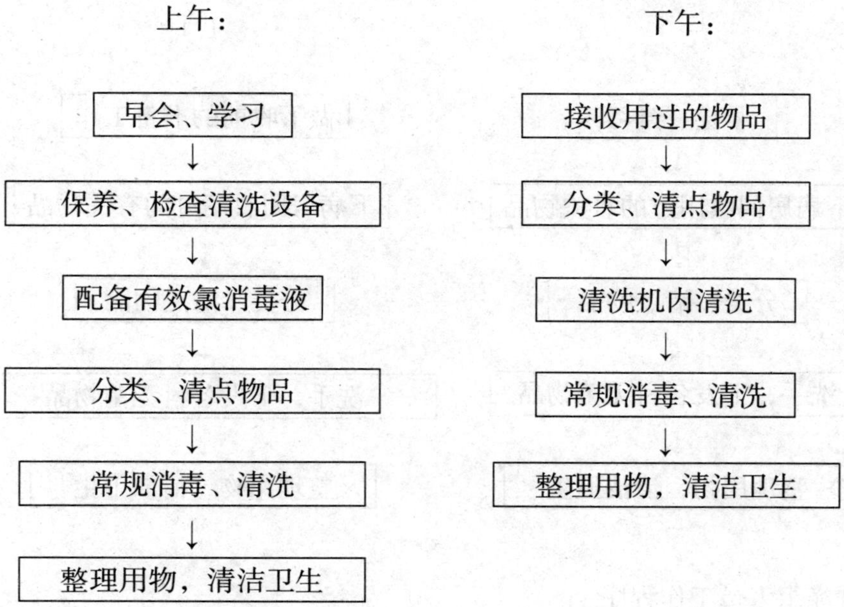

三、器械包装组人员工作程序

【程序】

上午：

08：00 ~ 08：30　开早会、学习。

08：30 ~ 09：00（1）保养、检查清洗设备及所有装载车。

（2）配备针、线、刀片等各种包装用品。

09：00 ~ 09：30（1）接收、登记、检查清洁代销物品，必要时更换外包装。

（2）接收、核对、登记清洗后的器械。

09：30 ~ 11：00 对各种器械进行检查、调配、包装（必要时擦干、上油），包装完毕送消毒间。

11：00 ~ 12：00 整理用物，清洁卫生。

下午：

14：00 ~ 14：30 配备针、线、刀片等各种包装用品。

14：30 ~ 15：30（1）接收、登记、检查清洁待消毒物品，必要时更换外包装。

（2）接收、核对、登记清洗后的器械。

15：30 ~ 17：00 对各种器械进行检查、调配、包装（必要时擦干、上油），包装完毕送消毒间。

17：00 ~ 17：30 整理用物，清洁卫生。

【流程】

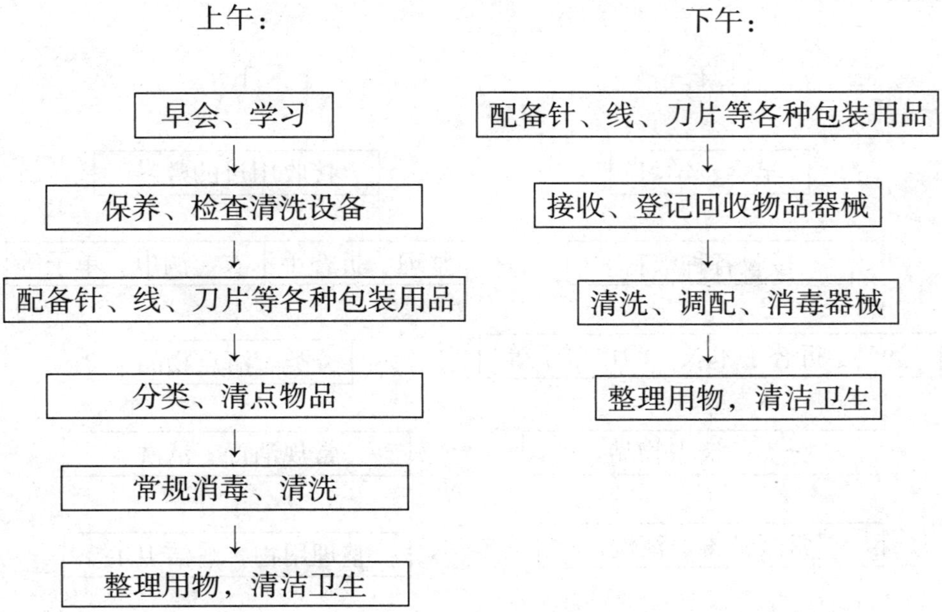

四、敷料包装组人员工作程序

【程序】

上午：

08：00 ~ 08：30　开早会、学习。

08：30 ~ 09：00　接收各种敷料，整理、折叠各种包布，配备包装用品。

09：30 ~ 11：00　整理、折叠产房手术衣、洞巾等，配备包装用品。整理、折叠手术室手术衣、各类手术巾、单等，配备包装用品。对各类敷料进行包装，包装完毕送消毒间。

11：00 ~ 12：00　整理用物，清洁卫生。

下午：

14：00 ~ 15：30　接收各种敷料。整理、折叠供应室各种包布，配备包装用品。

15：00 ~ 17：00　整理、折叠产房手术衣、洞巾等，配备包装用品。整理、折叠手术室手术衣、各类手术巾、单等，配备包装用品。对各类敷料进行包装，包装完毕送消毒间。

17：00 ~ 17：30　整理用物，清洁卫生。

【流程】

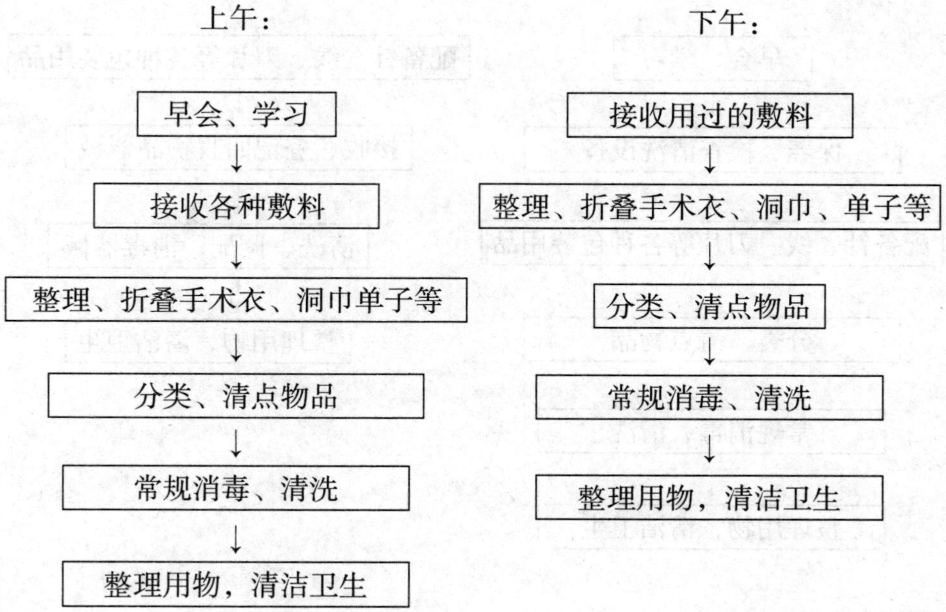

五、灭菌组人员工作程序

【程序】

上午：

08：00～08：30 开早会、学习。

08：30～09：00（1）检查、维护、保养灭菌器。

（2）按规范制作3M胶囊，注明灭菌日期、包装及无菌发放者代号。

（3）灭菌后的物品出锅、难收、交无菌室存入。

09：00～11：30 每日灭菌前做B—D试验，试验合格后进行正常的消毒灭菌工作。每包粘贴3M胶带，按规范装锅进行灭菌。

11：30～12：00 整理用物，清洁卫生。

下午：

14：00～14：30（1）灭菌后物品出锅、验收、交无菌室存放。

（2）按规范制作3M胶囊，注明灭菌日期、包装及无菌发放者代号。

14：30～16：00 每包粘贴3M胶囊，按规范装锅进行灭菌。

16：30～17：00 按要求记录并保存各种监测资料，每锅进行工艺监测、每包进行化学监测、每月进行生物监测。

17：00～17：30 整理用物，清洁卫生。

【流程】

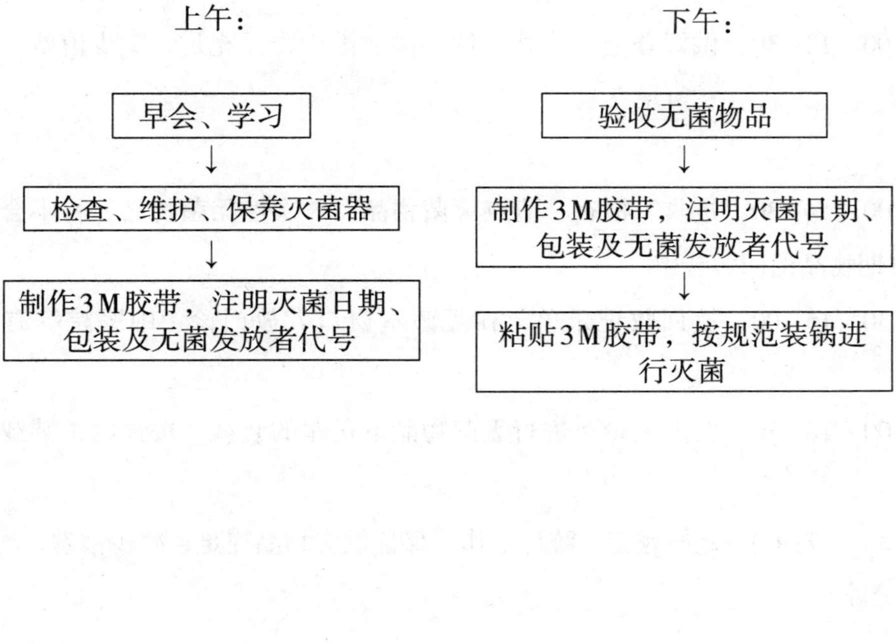

↓
灭菌后的物品验收
↓
做B—D试验
↓
粘贴3M胶纸，装锅进行灭菌
↓
整理用物，清洁卫生

↓
常规进行监测
↓
整理用物，清洁卫生

六、无菌发放组工作程序

【程序】

上午：

08：00～08：30　开早会、学习。

08：30～09：00（1）检查、维护、保养灭菌器、无菌架及卸载车。

（2）接收、检查、清点：灭菌物品、一次性无菌物品，将不合格灭菌物品、过期物品退回包装组

09：00～09：30　按回收记录单，在无菌室窗口发放门诊、中医院等有关无菌物品。

09：30～10：00　按下收记录单进行无菌物品下送车的装载。按预约单装载一次性无菌物品。

11：00～12：30　做好登记、统计工作，保证供应物品充足，减少浪费。按要求清洁卫生。

下午：

14：00～14：30　接收、检查、清点灭菌物品、一次性无菌物品、将不合格灭菌物品、过期物品退回包装组

14：30～15：00　按回收记录单，在无菌室窗口发放门诊、中医院等有关无菌物品。

15：00～16：30　按下记录单进行无菌物品下送车的装载。按预约单装载一次性无菌物品。

16：30～17：00　做好登记、统计工作，保证供应物品充足，减少浪费。

17：00～17：30 按要求清洁卫生。

【流程】

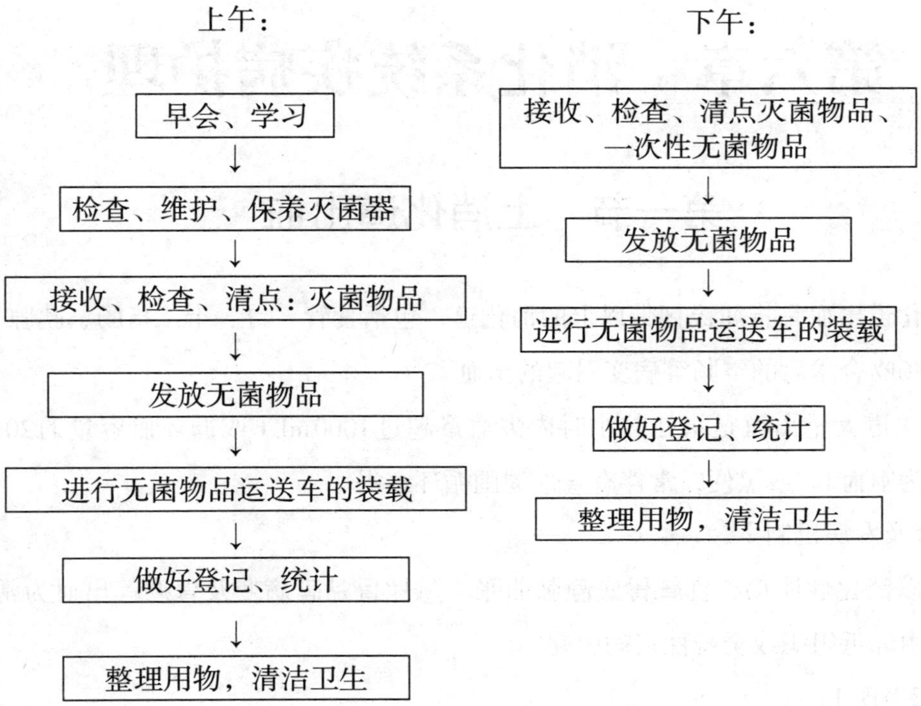

第六章　消化系统疾病护理

第一节　上消化道出血

上消化道出血是指屈氏韧带以上的消化道，包括食管、胃、十二指肠、胰腺、胆道或胃空肠吻合术后的空肠等病变引起的出血。

上消化道大量出血是指在数小时内失血量超过1000mL（或循环血容量的20%），主要表现为呕血和/或黑便，常伴有急性周围循环衰竭。

【病因及发病机制】

病因以消化性溃疡、食管胃底静脉曲张、急性胃黏膜病变及胃癌等出血为常见，此外还可由邻近组织或全身性疾病引起。

【临床表现】

1.呕血与黑便 是上消化道出血的特征性表现。

2.失血性周围循环衰竭 头晕、心悸、出汗、脉细速、血压下降、皮肤湿冷、精神烦躁不安或意识不清。

3.氮质血症 24～48h达高峰，3～4天后降至正常。

4.血象变化 出血24h内网织红细胞逐渐降至正常，白细胞计数可暂时增高，出血停止后2～3天恢复正常，出血伴脾功能亢进者白细胞计数不增高。

5.发热 24h出现发热，不超过38.5℃，持续3～5天。

【辅助检查】

1.化验检查 血象、肝肾功能测定有助于出血量及有无活动性出血的估计。

2.内镜检查 为上消化道出血病因诊断的首选检查措施，一般在上消化道出血后24～48h内进行急诊内镜检查。

3.X线钡餐造影检查 应在出血已经停止及病情基本稳定数天后进行。

4.选择性动脉造影 适用于内镜检查无阳性发现或不适宜做内镜检查者，此法安全有效，多可明确诊断。

【护理措施】

1.休息与体位　大量出血者应绝对卧床休息，协助患者取舒适体位或平卧位，可将下肢略抬高，以保证脑部供血。呕血时将头偏向一侧，避免误吸，保证呼吸道通畅。

2.心理护理　及时消除血迹，陪伴患者，使患者有安全感；向患者及家属解释各项检查、治疗的目的，以减轻其恐惧心理。

3.饮食护理　急性大出血患者、留置三腔二囊管患者均应禁食；少量出血无呕吐，无明显活动性出血者，可给予清淡无刺激性、温凉的流质饮食；出血停止后改为营养丰富、易消化、无刺激半流质饮食，逐渐改为正常饮食。

4.密切观察病情　①每30分钟测量生命体征一次，注意观察颜色及肢端温度变化；②观察呕血与黑便的量、次数及性状，评估出血量；③准确记录出入量，必要时留置尿管，每4h测量尿量一次；④如出现血压下降、脉细速、面色苍白、出冷汗、皮肤湿冷等，提示机体微循环血流灌注不足，应立即报告医生，及时处理。

5.三腔气囊管的护理　①向患者解释操作的过程及目的、配合方法等，以减轻患者的恐惧心理；②仔细检查三腔气囊管是否通畅、有无漏气，然后抽尽囊内气体备用，协助医生进行插管，尽量减少患者不适感；③放置三腔气囊管24h后放气数分钟再注气加压，以免食管胃底黏膜受压过久，而致黏膜糜烂、缺血、坏死；④止血目的，或压力过高压迫组织一起坏死；⑤出血停止后，放出囊内气体，继续观察24h，无再出血可考虑拔管。拔管前口服液体石蜡20～30mL，抽尽囊内气体，以缓慢轻巧的动作拔管。

【健康教育】

（1）指导患者识别本病的诱因及病因，以减少自发出血的危险。

（2）合理饮食：应定时进餐，避免过饥、过饱；避免粗糙食物；避免刺激性食物，如浓茶、辣椒、咖啡等；避免食用过冷、过热食物。

（3）教育患者禁酒、戒烟。

（4）避免服用某些损害胃黏膜的药物：如阿司匹林、吲哚美辛、激素类药物等。

（5）合理安排日常生活，避免劳累、精神紧张，保持乐观情绪。

（6）坚持遵医嘱服药治疗溃疡病或肝病。

（7）定期复查，如果发现呕血、黑便时及时到医院就诊。

第二节　消化性溃疡

【概念】

指胃肠道黏膜被胃消化液消化而造成的溃疡，可发生于食管下段、胃、十二指肠、胃空肠吻合术后，但以胃及十二指球部最为多见，故分别称为“胃溃疡”和“十二指肠溃疡”。

【病因】

病因迄今尚未阐明，一般认为与下列因素有关：①胃酸和胃蛋白分泌过多。②幽门螺杆菌感染。③胃运动功能障碍。④十二指肠内容物反流。⑤精神遗传因素。⑥其他因素，如吸烟、服用阿司匹林等药物。

【临床表现】

本病具有慢性过程、周期性发作与节律性疼痛三大特点。临床表现有：

（1）腹痛　胃溃疡疼痛常在进食后1/2～1h出现，持续1～2h后逐渐缓解，下次进食后复发。其典型节律为进食—疼痛—缓解。十二指肠溃疡患者疼痛发生在胃处于空虚状态。疼痛节律为疼痛—进食—缓解。

（2）胃肠道症状　反酸、嗳气、恶心、呕吐等。

（3）全身症状　可有失眠、多汗、脉缓等自主神经功能失调表现即营养不良、消瘦和贫血。

（4）并发症　出血、穿孔、幽门梗阻、癌变。

【辅助检查】

（1）大便潜血试验　阳性提示溃疡有活动。

（2）胃液分析　胃溃疡患者胃液分泌正常，十二指肠患者胃液分泌增加。

（3）X线钡餐检查　直接征象可见龛影。

（4）胃镜检查　可直接观察溃疡部位、溃疡大小、性质，并可取活体组织做病理检查。

（5）C13呼气试验　可发现有无幽门螺杆菌感染。

【护理要点】

1.疼痛护理 了解疼痛特点。如有典型节律，可按其特点指导缓解疼痛的方法。如十二指肠溃疡系空腹痛或午夜痛，指导患者准备抑制酸性食物，在疼痛前进食或服用抗酸药物，防止疼痛发生，也可采用局部热敷或针灸止痛。

2.饮食调理 指导患者进食营养丰富、易消化的食物，避免粗糙、酸辣等刺激性食物，定时进餐，少量多餐。

3.休息 对溃疡有活动、大便潜血试验阳性患者，嘱其卧床休息，一般溃疡患者要求避免过度疲劳，注意劳逸结合。

4.指导患者戒烟、戒酒。

5.观察病情变化 观察腹痛的部位与成都，大便形状。对突发性腹部剧痛，应注意有无穿孔并发症，大便呈柏油样或呕血，说明有消化道出血，均应及时报告主管医师。

第三节　原发性肝癌

【概念】

指肝细胞或肝内胆管细胞发生的癌肿，简称“肝癌”，是比较常见的一种恶性肿瘤，其发病率世界各地不同，美洲发病率较低，亚洲和非洲发病率较高，我国为高发期，仅次于胃癌和食管癌。值得注意的是，原发性肝癌发病率在世界各地有上升趋势。本病可发生于任何年龄，以40－49岁为多，男女之比为2:1－5:1。

【病因】

原发性肝癌的病因和发病机制尚未明确。从目前研究进展看，可能与以下因素有关：

（1）病毒性肝炎 发性肝癌患者中约1/3患过慢性肝炎。流行病调查提示乙型肝炎病毒（HBV）与肝癌有关。近年发现，丙型肝炎病毒感染与肝癌的发病亦密切相关。目前，乙型和丙型肝炎病毒作为肝癌的直接病因尚未证实，但肯定是促癌因素。

（2）肝硬化开 发性肝癌合并肝硬化的发生率约占原发性肝癌的50%—90%，病理检查多为大结节型肝硬化。一般认为，癌变的可能发生在肝细胞再生的过程中。近年研究表明，丙型病毒性肝炎进展成肝硬化的比例并不低于乙型病毒性肝炎。

（3）长期酗酒 长期酗酒与肝癌的发生密切相关。一般认为，仅次于HBV，特别无HBV感染的人群中占重要地位。酗酒除可改变免疫系统应答功能外，还能诱导微粒细体酶化和影响DNA的代谢和修复，这些都是肝癌发生的重要因素。

（4）食物中的致癌物质 某些地区饮水中的亚硝酸盐含量较高，可能与肝癌发病率相关。近来还发现，黄曲霉毒素产生的黄曲霉毒素在肝内代谢的产物对肝脏有严重损害，大剂量可因急性肝炎损害而死亡，小剂量则诱发肝癌。某些食品如玉米、花生发霉后，很可能有黄曲霉毒素污染。流行病学调查发现，食物易被黄曲霉毒素污染的区域，肝癌的发病率高，说明黄曲霉毒素与肝癌的发生有关。

【辅助检查】

（1）酶学检查 γ－谷氨酰胺转肽酶及其同工酶在肝癌时明显升高。

（2）甲胎蛋白的检测 肝癌早期诊断的重要方法之一，对肝癌的普查、诊断、判断、疗效预测、复发等有重要意义。

（3）B型超市显像 可显示直径2cm以上的肿瘤，对早期定位诊断有较大的价值。

（4）CT诊断 是肝癌较常用的检查方法，阳性率达90%，为目前诊断小肝癌和小肝癌的最佳方法。

（5）其他 X线肝血管造影、放射性核素扫描、磁共振成像、肝穿刺活检、剖腹探查。

【护理要点】

1.休息 创造舒适安静的休养环境，晚期伴有腹水黄疸者应卧床休息，以减少机体消耗。病情稳定的患者可进行适当活动，以增强机体抵抗力。

2.营养 鼓励患者进食高蛋白高维生素饮食。进食少者给予支持疗法，如静脉补液，必要时给予白蛋白等。患者伴有肝功能衰竭和肝性脑病倾向时，蛋白质的摄入量应减少，甚至暂禁蛋白质饮食。

3.加强基础护理 如口腔卫生、皮肤护理等，以预防并发症的发生。

4.病情监测 注意观察肿瘤治疗的疗效及病情的进展，如肝区疼痛，肝脏大小的变化，黄疸发热和腹水呕吐、恶心是否存在及其变化；有无转移的症状和体征，如咳嗽、咯血、锁骨上淋巴结肿大等，尤其注意有无肝性脑病食管静脉曲张、破裂出血、癌结节破裂引起的急腹症出血性休克等；随时了解患者情绪、家属态度及需求，及时制订护理计划。

5.肝动脉栓塞后护理　肝动脉栓塞术后由于肝动脉供血量突然减少，可产生栓塞后综合征，即出现腹痛、发热、恶心、呕吐及血浆白蛋白降低、各种酶升高、肝功能异常等改变，应给予以下护理。

（1）饮食　术后禁食2～3天，可减轻恶心呕吐，同时避免因食物消化吸收过程消耗门静脉含氧量，故进食初期进流质食物并少食、多餐。

（2）栓塞后综合征护理　如腹痛于48 h内根据需要按医嘱注射哌替啶安依痛以缓解疼痛。发热与栓塞有关，术后观察体温变化。中度发热不需要特殊处理；持续高热应与主管医生联系进行对症处理。

（3）预防肺部感染　注意防寒保暖，鼓励患者深呼吸、排痰。必要时吸氧以提高血氧min压。

（4）密切观察病情变化　如发现肝性脑病前驱症状，应及时处理。

（5）注意补充葡萄糖和蛋白质　栓塞术1周后，因肝缺血影响肝糖原贮存和蛋白质的合成。如血浆白蛋白少于25 g/L，应静脉输入白蛋白，适量补充葡萄糖液，并维持水电解质平衡，准确记录出入量、出汗、呕吐物、尿量和尿比重，以作为补液的依据。

6.加强心理护理　应关心和鼓励患者，调动其内在的康复潜力，增强机体免疫力，对完成疗程和提高疗效极为重要。

第四节　胃癌

胃癌是最常见的胃部恶性肿瘤，在我国是常见的癌肿之一，占消化系统癌肿的第一位。多发于胃窦部，其次为胃小弯、贲门部。

【病因和发病机制】

病因和发病机制不完全清楚，但可以肯定是外界环境因素与内在机体因素相互作用的结果。外源性因素主要有环境与饮食因素、吸烟、饮酒及幽门螺杆菌感染等；内源性因素包括遗传和一些癌前病变。

【临床表现】

胃癌可分为早期胃癌和进展期胃癌。

1.早期胃癌　大多数无任何症状及体征，部分类似慢性胃炎及溃疡病表现。

2.进展期胃癌

（1）上腹痛：最早出现的症状，开始表现为上腹部不适、胀满，而后出现疼痛。

（2）食欲减退。

（3）恶心、呕吐。

（4）呕血与黑便：呕吐物多呈咖啡色，黑便较少见，但粪便隐血试验多呈持续阳性。

（5）其他症状：腹胀、腹泻、便秘、低热等。

（6）体征；上腹部可触及肿块，有压痛，癌肿转移时可出现相应脏器受累体征。

3.并发症 大出血、幽门或贲门梗阻及胃穿孔等。

【辅助检查】

1.血常规 可有血红蛋白降低、血沉增快。

2.粪便隐血试验 常呈持续阳性。

3.X线钡餐检查 气钡双重对比造影对胃癌的诊断很有帮助。

4.胃镜检查 胃镜检查结合黏膜活检，是目前最可靠的诊断手段。

【护理措施】

1.休息 早期胃癌经过治疗后可从事一些轻工作，中晚期患者需卧床休息，避免体力消耗。

2.饮食 尽量给予适合患者口味的高热量、高蛋白、易消化的食物，少量多餐，化疗患者常有食欲减退、恶心、呕吐，应多鼓励患者进食，必要时给予静脉营养。

3.疼痛的护理 多关心患者，提供减轻疼痛的非药物治疗方法，如让患者放松肌肉、深呼吸、听音乐、看书报。疼痛剧烈时，遵医嘱给予止痛剂，并观察效果。

4.化疗的护理 严密观察药物引起的局部及全身反应，保护好血管，避免药液外漏引起局部皮肤及血管损害，一旦发生药液外漏，立即给予50%硫酸镁湿敷或利多卡因局部封闭，或热敷理疗等。

5.心理护理 给予患者心理支持，提供治疗及检查的信息，及时回答患者及家属提出的各种疑问，鼓励患者树立战胜疾病的信心。

6.病情观察 加强病情观察，预防感染及其他并发症的发生。

【健康教育】

（1）指导患者注意饮食卫生，多食富含维生素C的新鲜蔬菜、水果；少吃腌制、熏制、油煎及含盐高的食物，不食霉变食物；避免刺激性食物，防止暴饮暴食。

（2）教育患者防治与胃癌有关的疾病，如胃溃疡、萎缩性胃炎等。

（3）嘱患者定期来院复查，及时发现异常征兆。

第五节 肝硬化腹水

由一种或多种病因所引起的，以肝组织弥漫性纤维化、假小叶和再生结节形成特征的慢性肝病。临床上以肝功能损害和门静脉高压为主要表现，晚期常出现消化道出血、肝性脑病、继发感染等严重并发症。肝硬化是我国常见疾病和主要死亡病因之一。

【病因】

病毒性肝炎、酒精中毒、胆汁淤积、循环障碍、工业毒物或药物、代谢障碍、营养障碍、免疫障碍等。

【临床表现】

（1）全身症状 消瘦乏力，精神不振，严重者衰弱而卧床不起，皮肤干枯，面色晦暗无光泽，可有不规则低热、夜盲及浮肿。

（2）消化道症状 食欲不振，进食后常感上腹饱胀不适、恶心或呕吐。

（3）出血倾向及贫血。

（4）内分泌紊乱，出现蜘蛛痣、肝掌。

（5）门静脉高压症

①脾大，常伴有红细胞、白细胞及血小板减少，此综合征称为“脾功能亢进”。

②侧支循环的建立和开放食管和胃底静脉曲张；腹壁静脉曲张；痔静脉扩张，形成痔核；腹水，腹水是肝硬化最突出的临床表现，腹水出现前常有腹胀。大量腹水使腹部膨隆，状如蛙腹。

【辅助检查】

肝功能试验、免疫功能检查、腹水检查、影像学检查、内镜检查、肝穿刺活组织检查、腹腔镜检查以明确诊断。

【护理要点】

1.详细记录生命体征及出入量，每日空腹测体重、腹围，限制液体量及钠盐的摄入。根据医嘱用药，包括提高血浆胶体渗透压、降低门脉压力及利尿剂等药物，并观察药物疗效及副作用。

2.保持舒适卧位，注意皮肤护理，指导患者根据病情适当休息，以促进疾病恢复，把患者出现呼吸、脉搏加快、疲乏作为限制活动的指征。

3.关心体贴患者，给予可以减轻焦虑的语言性、非语言性安慰、创造良好的休养环境，稳定情绪，分散患者注意力，介绍增加舒适、松弛的方法。把治疗疾病的信息及时反馈给患者，帮助患者解决后顾之忧，协调患者之间的关系。

4.鼓励患者进食易消化吸收的高营养食品，并少量多餐，提供令人愉快的进餐环境，避免不良刺激，以增加机体抵抗力。保持口腔卫生，必要时静脉输液补充营养。

5.保持空气新鲜，定期进行空气消毒，观察体温变化，保持良好的个人卫生习惯，合理有效地应用抗生素。

第七章 循环系统疾病的护理

第一节 冠状动脉粥样硬化性心脏病

冠状动脉粥样硬化性心脏病，简称“冠心病”，是指冠状动脉粥样硬化使管腔阻塞导致心肌缺血缺氧而引起的心脏病。

高脂血症、原发性高血压病、糖尿病、吸烟等被认为是冠心病主要的危险因素，此外还与年龄、性别、肥胖、体力活动少、遗传、饮食不当等有关。

临床上分为以下五型；隐匿型冠心病、心绞痛型冠心病、心肌梗死型冠心病、心力衰竭和心律失常型冠心病、猝死型冠心病。

一、心绞痛

是指冠状动脉供血不足导致心肌急剧的、暂时的缺血、缺氧所引起的临床综合征。

【病因及发病机制】

1.病因 冠状动脉粥样硬化所致的冠脉管腔狭窄或痉挛。

2.发病机制 由于冠状动脉粥样硬化导致管腔狭窄或部分分支闭塞，当心脏负荷突然增加，不能满足心肌的需血量，心肌缺血缺氧产生的代谢产物，刺激心脏内传入性交感神经末梢而产生心绞痛。

【临床表现】

1.诱因 体力劳动、情绪激动、饱食、寒冷、吸烟、心动过速等。

2.部位 胸骨后或心前区，常放射至左肩、左臂内侧或至颈、咽、背部、上腹部、肩胛部。

3.性质 疼痛表现为压榨性、紧缩性或烧灼感。

4.持续时间 经休息或含服硝酸甘油后1～5分钟内缓解。

【辅助检查】

1.心电图 心绞痛发作时，可有ST段压低＞0.1mV，T波低平或倒置等心肌缺血性改变。

2.冠状动脉造影 具有确诊价值，可显示冠状动脉狭窄性病变的部位、范围及程度。

【护理措施】

（1）心理护理：耐心向患者解释病情，使患者保持情绪稳定，积极配合治疗。

（2）心绞痛发作时，立即让患者安静坐下或半卧位，舌下含服硝酸甘油或异山梨酯，有条件者给予氧气吸入（2—4L/min）。

（3）饮食：给予低热量、低脂肪、低胆固醇、适量蛋白质、丰富维生素、清淡易消化、少刺激性的食物，不饮浓茶和咖啡，戒烟酒。

（4）病情观察：观察心绞痛的部位、性质、有无放射、疼痛程度、持续时间、缓解方式、询问发生前有无诱因存在。

（5）使用硝酸甘油的护理：给予患者舌下含服硝酸甘油，或嘱患者轻轻嚼碎后继续含服，服药3～5分钟后疼痛仍不缓解，可加服一片；对于静脉点滴硝酸甘油者，应注意速度宜慢，以免造成低血压，并嘱患者及家属不可擅自调节低速。如出现头晕、头胀、面红、心悸等症状，应让患者平卧。

（6）避免诱因：告诉患者过度劳累、情绪激动、饱餐、寒冷是引起心绞痛发作的常见诱因，应注意避免。

【健康教育】

（1）指导患者缓解期长期使用抗心绞痛的药物，外出时需随身携带硝酸甘油以应急。

（2）向患者及家火速介绍冠心病的知识，控制和避免诱发因素，以控制病情，减少复发。

（3）教会患者及家属识别病情变化的表现及紧急自救措施。

（4）防治冠状动脉粥样硬化的危险因素是控制冠心病进展的中国要方面，指导患者摄入低热量、低脂、低盐饮食，戒烟，积极治疗高血压病、糖尿病、高脂血症。

（5）合理安排运动锻炼，保持经常的、适度的体力劳动或进行步行、轻便体操等锻炼，以提高耐受力，促进侧支循环建立，减少心绞痛发作。

（6）积极控制危险因素，避免诱因；必要时，在体力活动前含服硝酸甘油预防发作，活动期间注意休息。

（7）定期门诊复诊，遵医嘱用药，防止病情进展。

二、心肌梗死

是指冠状动脉血供急剧减少或中断，使相应心肌严重而持久地缺血导致心肌坏死。

【病因及发病机制】

1.病因　冠状动脉粥样硬化造成管腔严重狭窄和心肌供血不足，而侧支循环未充分建立。

2.发病机制

（1）管腔内血栓形成，使冠状动脉完全闭塞。

（2）休克、脱水、出血或严重心律失常使心排血量骤降、冠状动脉灌流量锐减。

（3）过度劳累、情绪激动使心肌耗氧量猛增，冠脉供血明显不足。

【临床表现】

1.先兆表现　半数以上患者发作前数日或数周有初发心绞痛或原发心绞痛加重，表现在发作频繁、程度加重、持续时间延长，硝酸甘油疗效差，诱发因素不明显等。

2.主要症状

（1）疼痛：是最早出现和最突出的症状，持久胸骨后疼痛、持续时间较长，可达数小时或数天，经休息和口含硝酸甘油无效。

（2）全身症状：发热、心动过速、血沉增快等。

（3）胃肠道症状：疼痛剧烈时常伴有恶心、呕吐和上腹胀痛。

（4）心律失常：极常见，多发生在起病一周内，尤以24h内最多见。

（5）心力衰竭：主要为急性左心衰竭，其发生率可为32%—48%。

（6）休克：主要为心源性休克，多发生于起病数小时至一周内。

【辅助检查】

1.心电图检查　心电图的特征性改变是宽而深的Q波（反映心肌坏死），ST段明显抬高弓背向上（反映心肌损伤）及T波倒置。

2.实验室检查　血清磷酸肌酸激酶及其同工酶（CPK、CPKMB）、天门冬酸氨基转移酶（AST）、乳酸脱氢酶（LDH）均升高。

3.超声心动图 有助于了解心室壁活动和左心室功能。

4.放射性核素检查 可显示心肌梗死的部位和范围。

【护理措施】

（1）安置患者于冠心病监护病房，连续监测心电图、血压、呼吸5—7日，密切观察心率、心律、心功能及血流动力学变化，询问患者有无心悸、胸闷、胸痛、气短、乏力、头晕等不适。

（2）病室保持安静、舒适，限制探视，保证患者充足的休息和睡眠时间，防止任何不良刺激。

（3）卧位，根据病情安置患者于半卧位或平卧位，第1～3日绝对卧床休息，第4～6日可在床上活动肢体，无并发症者可在床上坐起逐渐过渡到坐在床边或椅子上，每次20分钟，每日3～5次。

（4）饮食：给予低钠、低脂、低胆固醇、无刺激、易消化的饮食，少量多餐、避免进食过快、过饱而加重心脏负荷，第1周给流质饮食，第2周改为半流质，第3周可吃软饭，禁烟酒。

（5）监护并解除疼痛：安置患者绝对卧床休息、吸氧、遵医嘱给予吗啡、杜冷丁、扩容、升压及血管扩张药物。

（6）心理护理：多陪伴、安慰患者，预期保持良好的沟通，以减少心理压力。

（7）预防便秘：嘱患者勿用力排便，必要时给予缓泻剂，患者排便时注意观察，以防止意外发生。

【健康教育】

（1）调整生活方式，缓解压力，减少刺激。

（2）合理饮食：低热量、低脂肪、低胆固醇；少量多餐，多食富含纤维素和果胶的食物。

（3）避免危险因素，如戒烟酒。

（4）适度的体力活动。

（5）避免饱餐；防止便秘。

（6）坚持服药、定期复查。

第二节 高血压病

【概念】

高血压指收缩压和舒张压升高的一组临床症候群，常引起心、脑、肾等脏器的并发症，严重危害人们的身体健康。

【诊断标准】

成人收缩压≥140mmHg或舒张压≥90mmHg即为高血压。诊断高血压时，须多次、不同时间测量血压，至少要连续两次舒张压的平均值≥90mmHg，才能确诊为高血压病。

【高血压的分级及危险的分层】

1.1期高血压 血压升高，超过高血压的诊断标准，但是心脏、脑、肾脏等器官无损害。

2.2期高血压 血压升高，超过高血压诊断标准，并伴有X线、心电图检查示左心室肥厚；生化检查尿蛋白或血肌酐轻度升高，眼底动脉局部痉挛、狭窄。

3.3期高血压 血压持续升高，并有高血压脑病或脑出血、脑梗死、心力衰竭、肾功能衰竭、眼底出血或渗出、视盘水肿。

【护理要点】

1.病情观察 密切监测血压的变化，需在固定条件下测量血压（定时间、定部位、定血压表），测量前后需静坐或静卧30分钟。发现患者血压急剧升高，同时出现头痛、呕吐等症状时，立即报告主管医师，并让患者卧床、吸氧。如患者抽搐、躁动，则应有专人看护。

2.心理护理 创造舒适、安静的修养环境，保持患者情绪稳定，对患抑郁症者应针对其心理特点进行心理疏导。

3.健康指导 指导患者自测血压，调整饮食及生活习惯，避免情绪激动；保持大便通畅，切忌用力；指导患者遵医嘱用药，切勿擅自停药加药，并定期复查。

第三节 心力衰竭

【概念】

心衰指在静脉回流正常情况下，由于原发的心排血量减少，不能满足组织代谢需要的一种综合征。临床上以肺循环和（或）体循环淤血以及组织血液灌注不足为主要特征。

【分型】

临床上，按心衰发展的速度分为急性和慢性两种；按心衰发生的部位分为左心、右心和全心衰竭；按有无临床症状分为无症状性和充血性心衰；按心衰的性质分为收缩性或舒张性心衰。

【临床表现】

慢性左心衰竭以肺淤血及心排血量降低为主。主要症状有呼吸困难、咳嗽、咯血、乏力、少尿及肾功能损害症状，主要体征有肺部湿啰音、心脏体征等。慢性右心衰竭以体循环淤血表现为主，主要症状有消化道症状，主要体征有水肿、颈静脉征、肝大、心脏体征。全心衰竭左右心衰的临床表现同时存在，因为有右心衰存在可使肺淤血症状减轻。急性左心衰竭的临床表现主要为肺水肿，突发严重呼吸困难，呼吸频率可达30～40次/min，端坐呼吸，有窒息感，面色青灰，发绀，大汗，烦躁，同时频繁咳嗽，咳出粉红色泡沫样痰；体征有心率增快、舒张期奔马律、两肺对称性不满湿啰音和哮鸣音，严重出现心源性休克及猝死。

【治疗】

1.减轻心脏负荷 休息，控制钠盐摄入，应用利尿剂及血管扩张剂。

2.加强心肌收缩力 应用洋地黄类药物、非洋地黄类正性肌力药。

3.防治各种诱发心衰的因素。

4.治疗原有心脏病。

【护理要点】

1.休息 根据性功能受损程度而定。心功能I级应适当休息，保证睡眠，劳逸结合；心功能Ⅱ级，应增加休息，但能起床活动；心功能Ⅲ级，限制活动，增加卧床休息时间；心功能Ⅳ级，绝对卧床休息，原则上以不出现症状为限。

2.饮食 限制盐的摄入，强调低盐饮食。以高维生素、低热量、多维生素、易消化为宜，少量多餐。

3.注意早期心衰临床表现 如发现，应及时与医师联系。一旦发生急性肺水肿征兆，应立即准备配合抢救。

4.定时测量心率、血压、呼吸 应用血管扩张剂需15～30分钟测血压1次。随时调整药物浓度和滴速，严格控制补液速度。

5.观察并准确记录24h出入液量。

6.急性肺水肿的抢救配合及护理

（1）体位 采取坐位，两腿下垂，以减少静脉回流。

（2）吸氧 高流量鼻管吸氧，可吸入20%—30%酒精湿化的氧气，以降低肺内泡沫的表面张力，使泡沫破裂，有利于改善肺泡通气。吸入时间不宜过长，以免酒精中毒。

（3）镇静 吗啡5—10mg静脉缓注，可使患者镇静，还具有小血管舒张的功能，减轻心脏的负荷。

（4）及早准确使用强心、利尿及血管扩张剂。

（5）药物观察 使用洋地黄类药物之前先数心率，如＜60次/min，则暂停给药。注意观察有无发生胃肠道、神经系统、心脏三大毒性反应。

第四节 心律失常

心律失常是指心脏冲动的频率、节律、起源部位、传导速度与激动次序的异常。

【病因及发病机制】

1.生理性原因 精神紧张、过度劳累、过量吸烟、饮酒、饮咖啡、剧烈运动及高度应激状态等。

2.病理性原因 各种器质性心脏病，电解质与酸碱平衡紊乱，药物过量或中毒，各种感染、高热、缺氧、低温及心导管检查或心脏手术的直接刺激，其他疾病如甲亢、嗜铬细胞瘤等。

3.发病机制 在上述某种原因的影响下，使窦房结的自律性降低，或窦性激动下传受阻，以致潜在起搏点取而代之，兴奋心房或心室即产生被动性异位心律。倘若某一潜在起搏点的自律性异常增高，其频率超过窦性心律而暂时控制心脏，则形成主动性异位心律。

【分类】

按照心律失常的发生原理，可将其分为冲动形成异常和冲动传导异常两大类。

1.冲动形成异常

(1)窦性心律失常：窦性心动过速，窦性心动过缓，窦性心律不齐，窦性停搏。

(2)异位心律失常：①被动性异位心律：如逸搏心律；②主动性异位心律：期前收缩、阵发性心动过速、心房扑动、心房颤动、心室扑动、心室颤动。

2.冲动传导异常 ①传导阻滞：窦房传导阻滞、房室传导阻滞、房内传导阻滞、室内传导阻滞；②房室内传导途径异常：预激综合征。

【临床表现】

1.期前收缩 偶发期前收缩一般不引起症状，患者仅有漏跳感；频发的期前收缩可使患者有心悸、乏力感，听诊时可闻心律不齐。若每个一个正常心脏搏动后出现一个期前收缩，称二联律；每个二个正常心脏搏动后出现一个期前收缩或每个正常心脏搏动后连续出现两个期前收缩称三联律。

2.阵发性心动过速

(1)室上性阵发性心动过速：突然发作，儿科持续数秒或数日，心率可突然增至150~250次/min，患者感觉心悸，可同时出现乏力、头晕、胸闷、心绞痛、晕厥等。

(2)室性阵发性心动过速：多见于器质性心脏病的患者，临床症状较重，症状包括低血压、晕厥、心绞痛、听诊心律不规则，第一心音强度经常变化。

3.心房扑动、心房颤动 房颤的发生率远较房颤为高，房颤症状的轻重及对血流动力学的影响取决于房颤心室率的快慢。心室率越接近正常，症状越轻；心室率过快，患者可出现心悸、胸闷、心绞痛等症状。

房颤的典型临床体征有三项：心律完全不规则，第一心音强弱不等，脉率少于心率(脉搏短绌)。

4.心室扑动心室颤动 一旦发生，很快便引起晕厥，随之出现意识丧失、抽搐、呼吸停止甚至死亡。血压、脉搏无法测出，听诊心音消失。

5.房室传导阻滞 分为三度房室传导阻滞。

第一度房室传导阻滞常无症状；第二度Ⅰ型患者常有心悸及心搏脱落感；Ⅱ型患者可出现乏力、心悸、胸闷、头晕等症状；第三度房室传导阻滞患者若心室率缓慢可出现心功能不全及脑缺血症状；若心室率＜20次/min，可出现阿一斯综合征。

6.预激综合征　本身不引起症状，但可并发室上性心动过速、心房扑动或颤动，若房颤时心室率过快可导致充血性心力衰竭甚至死亡。

【心电图特点】

1.期前收缩

（1）房性期前收缩：P波提前出现，P-R间期＞0.12S，但其后的QRS波群一般形态无变化。

（2）交界性期前收缩；逆行P波，期前收缩后有完全或不完全代偿间歇。

（3）室性期前收缩：提前发生的QRS波群、形态宽大畸形，T波方向与主波方向相反，前无P波，后有完全性代偿间歇。

2.阵发性心动过速

（1）室上性阵发性心动过速：心率150～250次/min，节律规则，QRS波群大多正常，P波不易min辨。

（2）室性阵发性心动过速，3个或3个以上连续而迅速的室性期前收缩，QRS-T波特征同室性期前收缩，心率100—250次/min，常有房室min离，心室率大于心房率。

3.扑动与颤动

（1）心房扑动：P波消失，代之以F波，频率为250～350次/min；F波长与QRS波群形成某种固定比例，如2:1或4:1.

（2）心房颤动：P波消失，代之以F波，大小不等，形态各异，频率为350～600次/min，QRS波群间距绝对不规则。

（3）心室扑动：无正常QRS-T波群，代之以连续快速而相对规律的大振幅波动，频率达200—250次/min。

（4）心室颤动：QRS-T波群完全消失，出现波形、振幅，频率均极不规则的波动。

4.房室传导阻滞

（1）第一度房室传导阻滞：P-R间期＞0.20S，无QRS波群脱落。

（2）第二度房室传导阻滞：

I型：P-R间期逐渐延长，直至QRS波群脱落，脱落后P-R间期又趋缩短，之后又渐延长，周而复始。

Ⅱ型：P-R间期恒定，部分P波后无QRS波群。

（3）第三度房室传导阻滞：心房与心室活动各自独立，互不相关，心房率快于心室率。

5.预激综合征P–R间期＜0.12S，ST–T呈继发性改变，某些导联的QRS波群时间延长＞0.12S，且起始部分粗钝。

【护理措施】

1.根据病情合理安排别人的休息与体位。

（1）对无器质性心脏病的心律失常患者，鼓励其正常工作和生活，注意劳逸结合，避免过度疲劳。

（2）心律失常发作导致胸闷、心悸、头晕时，嘱患者取高枕卧位、半卧位或其他数十体位，尽量避免左侧卧位。

（3）频发期前收缩、阵发性室性心动过速或第二度Ⅱ型、第三度房室传导阻滞的患者应绝对卧床休息，协助做好生活护理，减少和避免任何不良刺激，饮食不宜过饱，保持大便通畅。

2.对室上性阵发性心动过速者可试用兴奋迷走神经的方法终止其发作。方法有：用压舌板刺激腭垂；深吸气后屏气、再用力做呼气动作；颈动脉按摩；压迫眼球。

3.心理护理　患者有概率、烦躁和恐惧情绪，应向患者解释焦虑可矫正心脏负荷，诱发或加重心律失常，解除患者思想顾虑，帮助其树立战胜疾病的信心。

4.氧气吸入　对伴有气促、发绀等缺氧症状患者，氧流量为2～4L/min。

5.观察病情

（1）定时测量生命体征，注意心率和心律的变化。

（2）严重心律失常者入监护室进行心电监测。

（3）注意患者的神志、皮肤颜色及温度、尿量等有无改变。

（4）心律失常患者突然出现心前区疼痛、心悸、头昏、晕厥、气促、乏力等症状提示发生猝死先兆，应嘱患者立即停止活动，安置患者于半卧位，给予吸氧，密切观察生命体征的变化，进行心电监护。

6.用药护理

（1）抗心律失常药物静脉注射时应缓慢，以防血压过低。

（2）奎尼丁对心脏毒性较严重，给药前应测量心率、心律、血压、呼吸，观察意识状态及有无头晕、耳鸣、恶心、皮疹、昏厥、抽搐等不良反应。

（3）胺碘酮长期服用可影响甲状腺功能，应注意观察有无甲状腺功能紊乱及胃肠道反应、皮疹等。

（4）利多卡因有抑制中枢的作用，剂量过大或静脉注射过快可引起传导阻滞、低血压、震颤、抽搐，甚至呼吸抑制的心跳停搏。

7.心脏电复律后护理　心电监护3～12h，绝对卧床休息1～2日，保持大便通畅，严密观察心律、心率、呼吸、血压、意识、面色及肢体活动情况。

【健康教育】

（1）向患者及家属讲解心律失常的常见病因、诱因及防治知识。

（2）指导患者保持情绪稳定，分散注意力，不要过分注意心悸的感受。

（3）坚持原发病的防治，避免和消除各种诱发因素。

（4）教给患者及其家属测量脉搏的方法，以利于自我监测病情。

（5）戒烟，避免摄入刺激性食物，如咖啡、浓茶、可乐、烈性酒等。

（6）适当休息与活动。

（7）帮助患者认识服药的重要性。

（8）定期复查，及早发现病情变化。

第五节　急性心肌梗死

【概念】

在冠状动脉病变的基础上，发生冠状动脉血供急剧减少或中断，使相应的心肌严重而持久的急性缺血所致。

【临床表现】

（1）疼痛　最早、最突出的症状，性质与心绞痛相似，但程度要为剧烈，时间可长达数小时甚至1～2天，休息和含服硝酸甘油无效，常伴有出汗、烦躁等。少数患者无疼痛或疼痛部位不典型（上腹痛、下颌、颈部或背部等）。

（2）心源性休克　面色苍白、皮肤湿冷、脉搏细速、血压下降、尿量减少。

（3）心律失常　多发生在心肌梗死后1–2周内，以24h内发生率最高，也最危险，是心肌梗死急性期死亡的主要原因之一。前壁梗死者易发生室性期前收缩和心房扑动、颤动等；下壁梗死者易发生房室传导阻滞。

（4）胃肠道症状 恶心、呕吐、上腹胀痛。

（5）心力衰竭 呼吸困难、发绀、烦躁，严重者出现肺水肿。

（6）全身症状 发热，体温一般在38 cC左右，持续1周左右；心动过速，白细胞增高，血沉增快。

（7）体征 心浊音级增大，心率增快，第一心音减弱，可出现奔马律，各种心律失常，还可出现休克、心力衰竭等体征。

【护理要点】

1.严密观察胸痛、心率、节律、血压、心电图ST段的变化，及早发现并处理各种心律失常，积极治疗心源性休克和心力衰竭；根据医嘱镇静止痛，观察尿量及血电解质酸－碱平衡、心肌酶谱等。

2.对抗凝溶栓治疗的患者，注意观察有无出血情况，如血尿、黑便等。

3.心理护理 消除恐惧、悲观情绪，鼓励其战胜疾病。

4.休息 绝对卧床休息3～5天，无并发症时5天后可在床上活动肢体，逐渐至床边活动、室内活动。环境安静、清洁、舒适。限制亲友探视，防止情绪激动。饮食第一周给予半量流质或半流质饮食；对心衰者应限制钠盐，急性期后可恢复冠心病饮食，不宜过饱，并保持大便通畅。

5.备好抢救药品及物品 抢救药品、物品包括除颤器、起搏器、按压板等。

6.特护 需行PTCA术者做好相应的护理。

第八章 呼吸系统疾病的护理

第一节 支气管哮喘

支气管哮喘是以嗜酸性粒细胞、肥大细胞反应为主的气道变应性炎症和气道高反应性为特征的疾病。

【病因及发病机制】

1.病因 过敏、遗传、感染因素，环境、气候因素及某些药物神经、精神因素，剧烈运动等。

2.发病机制 目前认为哮喘发病与气道的变应性炎症有关，包括速发型及迟发型哮喘反应，在哮喘发病中起重要作用的有组胺、乙酰胆碱、白三烯、血小板激活因子及前列腺素等，使支气管平滑肌痉挛、气道黏膜水肿、腺体分泌增多，引起支气管广泛狭窄与阻塞及哮喘发作。气道的变应性炎症直接损伤气道上皮，神经末梢暴露，进一步加重黏膜水肿，腺体分泌和支气管平滑肌痉挛，使哮喘反复发作难以缓解。

【临床表现】

1.症状和体征 哮喘发作前有干咳、打喷嚏、流泪等先兆，典型表现为发作性呼吸困难、咳嗽和哮鸣三症状并存，为呼气性呼吸困难，多在夜间或清晨发作和加重，发作缓解后可无任何症状及体征，但常反复发作，严重者可出现发绀、大汗、奇脉和颈静脉怒张等体征。中、重度患者发作时呈端坐位。

临床上将哮喘分为外源性、内源性和混合性三型。

2.哮喘持续状态 指哮喘发作严重、持续24h以上，经用一般平喘药治疗不缓解者，患者表现极度呼吸困难、张口呼吸、发绀明显。大量出汗，甚至出现呼吸循环衰竭。

3.并发症 自发性气胸、肺不张、肺炎、慢支、肺气肿及肺源性心脏病等。

【辅助检查】

1.血常规检查 嗜酸性粒细胞常升高，并发感染时白细胞可增多。

2.X线检查 发作期两肺透明度增加，呈过度充气状态。

3.血气分析 中、重度哮喘发作有低氧血症，严重患者由PaCO2升高。

4.过敏原检测 血清IgE在外源性哮喘时增高，外源性哮喘患者过敏原重复试验呈阳性反应。

【护理措施】

（1）改善环境，保持居住环境干净、无尘无烟，不放置花草，保持适宜温度、湿度。

（2）给予营养丰富、高维生素饮食，忌食易引起过敏的食物；多饮水，保持大便通畅。

（3）协助患者排痰：教会患者有效咳嗽，协助患者定期翻身、拍背、促进痰液排出，遵医嘱给予祛痰药物。

（4）协助患者取舒适体位（半卧位、坐位）。

（5）氧气吸入：2—4L/min，呼吸困难明显者给1～2L/min鼻导管持续吸氧，吸氧时注意湿化，避免引起气道干燥痉挛。

（6）防治并发症，严密观察呼吸困难的程度及生命体征情况，及时发现呼吸衰竭及自发性气胸等并发症。及时采取抢救措施。

（7）遵医嘱使用支气管解痉剂及抗炎药物，注意观察药物的不良反应。

【健康教育】

（1）避免接触过敏原，避免进食能诱发哮喘的食物，如牛奶、鱼虾、鸡蛋等；避免吸入刺激性物质，如灰尘、烟雾、油烟等；避免接触油漆、染料等化学物质。

（2）预防呼吸道感染：冬天外出戴口罩，避免冷空气刺激及受凉。

（3）劝告吸烟者戒烟。

（4）哮喘发作时及时就医治疗。

（5）发作季节前3个月开始遵医嘱注射哮喘菌苗及使用色甘酸钠。

第二节　呼吸衰竭

【概念】

呼吸衰竭是指由于各种原因引起的肺通气或肺换气功能的严重障碍，使机体在静息状态下亦不能维持有效的气体交换，导致缺氧伴或（不伴）二氧化碳潴留，从而产生一系列的生理改变和相应的临床表现的一种综合征。

【分型】

按病程分为急性和慢性呼吸衰竭；按病理生理和血气分为Ⅰ型和Ⅱ型呼吸衰竭。$PaO_2<60mmHg$，$PaCO_2$：正常或低于正常，为Ⅰ型呼吸衰竭；$PaO_2<60mmHg$，同时伴有$PaCO_2>50mmHg$，为Ⅱ型呼吸衰竭。使用血气分析结果判断呼吸衰竭时应注意，PaO_2值随年龄的增长而下降，不同年龄按$PaO_2=102-0.33\times$年龄来计算。

【病因】

呼吸衰竭可因呼吸道病变、肺组织病变、神经系统病变、胸廓活动障碍等引起。

【症状】

常表现为呼吸困难、发绀、精神神经症状、周围血管扩张、心动过速、血压升高、球结膜水肿等。严重者可引起消化道出血、酸碱平衡失调、电解质紊乱、肺动脉高压及右心功能不全。

【护理要点】

1.心理护理　呼吸衰竭患者多为老年人，病情反复发作，治疗费用较高，使用呼吸机治疗又使患者产生焦虑恐惧与隔离感，故护理人员应以娴熟的技术、和蔼的态度、中肯的语言加强患者的心理支持，使其树立战胜疾病的信心，积极配合治疗。

2.休息　卧床休息为主，可采取半卧位以改善呼吸困难，侧卧、平卧交替以减少皮肤压力性溃疡的发生；症状允许时可行散步等活动。

3.饮食　急慢性呼吸衰竭患者多存在营养障碍，特别是应用呼吸机后进食受限，营养障碍更明显，从而加重呼吸肌疲劳，导致呼吸泵衰竭，因此，应及时评估患者的营养状态，合理补充营养，给予易消化、不致肠胀气、含丰富蛋白质、维生素及碳水化合物的食物；不能进食者应留置胃管定时注入流质饮食，必要时静脉营养支持。

4.病情观察

（1）观察神志、体温、脉搏、呼吸、血压变化。

（2）注意有无窒息、感染、酸碱平衡紊乱等并发症发生，一旦发现及时配合医生进行处理。

（3）对烦躁不安、夜间失眠的患者，禁用麻醉剂，慎用镇静剂，防止引起呼吸抑制严重后果。

（4）长期应用广谱抗生素，应观察有无二重感染。

（5）使用呼吸兴奋剂时，注意通气过度及副反应的发生；若出现恶心、呕吐、烦躁、颜面潮红、肌肉颤动等现象，提示药物过量，应及时减量或停药。

5.合理氧疗　建立通畅的气道，包括清除气道分泌物，应用支气管舒张剂，气管插管或气管切开术给氧吸入。必要时进行机械辅助通气。

（1）机械辅助呼吸的护理　熟悉各种呼吸机的性能和特点，观察机械部件运转情况。如遇故障，及时排除，确保患者安全；检查呼吸机各连接处是否紧密，防止漏气和脱落。密切观察患者用机后情况，根据病情和血气分析检测结果调整呼吸机参数；防治机械通气治疗的并发症。如通气不足，可加重二氧化碳潴留，患者出现血压上升、心率加快、出汗、烦躁、外周表浅静脉充盈；如通气过度致二氧化碳排出过多，可出现血压骤降、心律失常及谵妄、昏迷等呼吸性中毒症状，应立即复查动脉血气，及时报告主管医生进行处理。

（2）气管切开术后护理　严密观察切口周围有无渗血，保持气管套管外周清洁，用生理盐水清洁伤口，周围皮肤用75%乙醇消毒，4～6h更换无菌纱布垫一次，气管内套管应每4—6h取出，用毛刷清洁干净，煮沸消毒后放回。外套管定时用酒精棉签擦拭，外口保持清洁无干痂，套管气囊内适量充气，以机械通气时阻止气体漏出即可。为避免长时间压迫气道黏膜导致糜烂，气囊应2—3h放气一次，每次5—10分钟。

（3）气管插管患者的护理　注意保持气管插管通畅，妥善固定插管，避免翻身时脱落，在入口处做标记，以便于发现导管移位；通过观察胸部起伏是否对称和听诊来判断插管深度；用生理盐水棉签擦洗口腔，每日3—4次，以保持口鼻腔清洁，口鼻干燥者涂润滑油，适量滴注生理盐水，保持气道湿润，刺激患者咳嗽，防止黏稠分泌物结痂。

第三节　急性呼吸窘迫综合征

【概念】

急性呼吸窘迫综合征（ARDS）多发生于原心肺功能正常的患者，由于肺外或肺内的严重疾病引起肺毛细血管炎症性损伤，通透性增加，继发急性高通透性肺水肿和进行性缺氧性呼吸衰竭（1型）。

【病因】

ARDS病因尚无阐明，与之相关的疾病（危险因素）包括严重休克、严重感染严重创伤、DIC、吸入刺激性气体或胃内容物、溺水、急性胰腺炎、氧中毒等。

【症状体征】

主要表现为突发性进行性呼吸窘迫、气促、发绀，常伴有烦躁、焦虑、出汗等。其呼吸窘迫的特点是呼吸深快、用力，伴明显的发绀，且不能用通常的吸氧疗法改善，早期体征无异常，或仅闻双肺少量细湿啰音；后期多可闻及水泡音，可有管状呼吸音。

【护理要点】

1.患者采取半卧位或平卧位，松开衣领及裤带。

2.维持呼吸道通畅，吸痰，准备气管插管或气管切开。

3.氧疗是纠正缺氧，为刻不容缓的重要措施。鼻塞和面罩吸氧多难奏效。机械通气是纠正缺氧的主要措施。

4.迅速建立静脉通道，加强液体管理，原则上应以最低的有效血管内容量维持有效的循环功能，以免加重肺水肿。

5.准备抢救物品，熟练掌握呼吸机的性能和使用方法。

6.定时抽血，做血气生化分析，进行临床检测。

7.严密观察患者生命体征，避免高浓度、长时间给氧。

8.积极治疗原发病，尽早除去导致ABDS的原发病或诱因，是ARDS治疗的首要措施。特别强调对感染的控制、休克的纠正等。

第四节 原发性肺癌

【概念】

肺癌是一种严重威胁人们身体健康和生命的疾病。在许多国家中男性肺癌为各癌肿死因的首位。肺癌全称“原发性支气管肺癌”，肿瘤细胞源于支气管黏膜或腺体，常有区域性淋巴结转移和血行播散。

【病因】

发病与吸烟、职业致癌因子的吸入、空气污染、电离辐射、饮食营养、遗传有关。

【分类】

组织学分为鳞癌、小细胞癌、腺癌、大细胞癌四大类型；按部位分为中央型和周围型。

【临床表现】

以咳嗽、咯血、发热、胸痛最常见。纤维支气管镜取活检标本诊断阳性率较高，其他如X线胸片、CT等也有较高的诊断价值。

【护理要点】

1.评估及控制疼痛。

2.维持气道通畅。

3.维持水电解质及营养平衡。

4.介入化疗的护理

（1）患者心理 大多数初次做介入化疗的患者对该项治疗了解较少，应认真耐心地解释该技术的相关注意事项，可请已做过的患者现身说法，接触患者思想顾虑，使其积极配合。

（2）术前常规做造影剂及抗生素过敏试验、查血常规、出凝血时间、肝肾功能、胸片或CT，患者双侧腹股沟备皮，检查前4h禁食。

（3）绝对卧床24h 拔管后局部加压包扎，穿刺侧肢体制动，沙袋压迫6～12h，大小便均在床上。

（4）穿刺处伤口情况 护士应加强巡视，注意观察敷料有无渗血渗液情况。

（5）下肢循环情况 注意观察患者肢体的感觉和运动功能，脚背动脉搏动情况，保持敷料清洁、干燥。

（6）并发症 如疼痛，造影剂或化疗药物的副作用，脊髓损伤。一旦发生并发症，应报告主管医生积极处理。

第五节 肺结核

肺结核是结核分枝杆菌引起的慢性呼吸道传染病，是最常见的一种结核病。

【病因和发病机制】

主要通过呼吸道传播，排菌的肺结核患者是主要的传染源，患者在咳嗽、打喷嚏时排出的结核菌悬浮在飞沫中，被健康人吸入后可引起结核感染；其次是通过消化道传播，极少数通过皮肤、泌尿生殖系统传播。

感染结核菌后绝大多数人因免疫机制健全而不发病称为结核感染，少数人患结核病。结核分枝杆菌在体内可经淋巴管、支气管、血行或直接蔓延播散，引起其他部位的结核病变。

【临床表现】

1.临床类型 肺结核分为5型：I型肺结核（原发性肺结核）、Ⅱ型肺结核（血行播散性肺结核）、III型肺结核（浸润性肺结核）、IV型肺结核（慢性纤维空洞肺结核）、V型肺结核（结核性胸膜炎）。

2.症状 多数患者起病缓慢，常有低热、盗汗、乏力、食欲不振、体重下降等，呼吸系统症状为咳嗽、咯血、胸痛及呼吸困难。

3.体征 可无阳性体征或仅在肩胛区闻及湿啰音。当肺部病变发生广泛纤维化或胸膜增厚粘连时，可见患侧胸廓下陷、肋间隙变窄、气管移向患侧及叩诊浊音等。

4.并发症 自发性气胸、脓气胸、支气管扩张、肺心病。

【辅助检查】

1.痰结核菌检查 痰中找到结核菌是确认肺结核最特异的方法。

2.X线检查 是肺结核的必备检查，因病变性质不同可有不同的X线表现。

3.结核菌素试验 常用旧结核菌素（OT）来测定人体是否受过结核菌感染。

4.血液检查 血常规多无异常，重症者出现贫血、血沉加快等。

【护理措施】

1.补充营养，促进身心恢复

（1）饮食：指导患者选用高热量、富含维生素、高蛋白饮食，如牛奶、豆浆、鸡蛋、鱼、瘦肉、蔬菜、水果等，以增强机体抵抗力，促进病灶愈合。

（2）休息：依据病情安排患者休息，活动性肺结核增加休息时间，有高热等明显中毒症状及咯血者应卧床休息。

（3）心理护理：主动向患者讲解疾病的知识及治疗的效果，给予心理安慰与支持，使患者保持情绪稳定，树立战胜疾病的信心。

2.咯血护理 安置患者取患侧卧位，防止病灶向对侧扩散。一旦出现窒息先兆，应将患者置于头低足高45° 的俯卧位，轻拍背部、头偏向一侧，及时清除积血，高浓度氧气吸入。

3.按医嘱正确给予抗结核药物治疗 注意观察药物副作用，告知患者所用抗结核药可能出现的不良反应，以便及时发现及时处理。

4.预防传染。

（1）控制传染源的传播。

（2）消毒隔离，切断传染途径。

（3）开放性肺结核患者应进行呼吸道隔离。

（4）接种卡介苗，使人体产生对结核菌的特异性免疫力。

5.督导化疗 向患者及家属解释化疗的意义，引导患者坚持全程化疗。

6.症状护理 如高热、盗汗患者的护理，胸腔穿刺的护理。盗汗者可用温毛巾擦干身体和更换环汗湿的衣被；胸腔穿刺抽液过程中密切观察患者病情变化，根据具体情况做相应处理。

【健康教育】

（1）肺结核活动期患者注意休息、戒烟及维持良好营养。

（2）指导患者做好消毒、隔离，防止传播。

（3）向患者及家属讲解肺结核相关知识，指导坚持化疗的作用及意义。

（4）指导患者合理安排休息及活动，避免劳累，合理饮食，促进康复。

（5）教育患者定期复查，彻底治愈肺结核。

第六节　纤维支气管镜检查

20世纪60年代，可曲性纤维光束支气管镜的问世，是内镜史上的一次革命。近年来，又相继推出了电子支气管镜。支气管镜检查在支气管、肺疾病和肺癌肺结核肺间质纤维化诊断中的价值是人们所熟知的。近10余年来，又增加了在呼吸系统疾病治疗中的作用，尤其对需气管插管建立人工气道、气道异物及气管、支气管内有分泌物潴留、阻塞者的治疗有其独到之处。

【护理要点】

1.术前护理

（1）心理护理　详细介绍纤维支气管镜检查的重要性及操作过程，并请已做过该项检查的患者现身说法，消除患者心理障碍。

（2）器械准备　检查纤维支气管镜性能，毛刷有无断裂，活检钳是否锋利，开关是否灵活，并备齐氧气、吸痰器及抢救物品，活检留取标本瓶、载玻片等。

（3）环境　预约室与操作室分开。操作室安静、清洁、空气流通、光线暗淡，以利于操作者窥视。每日紫外线消毒，桌面、地面用消毒液擦拭。

（4）每月做内镜、消毒液细菌学监测一次，并进行分析评价。

2.患者准备

（1）术前三天禁食辛辣食物，备好近期X光片和CT片，做心电图、肺功能检查，并查凝血酶原时间，以确定有无凝血机制障碍，询问患者有无冠心病、高血压等病史。术前晚10时至当日晨禁食禁水；术前30分钟肌注阿托品0.5mg，安定5—10mg。不能配合的患儿，请麻醉科医师协助全麻下进行操作。

（2）术前10分钟给患者行喉部麻醉，有假牙者取下假牙，给氯麻液、麻黄碱滴鼻液2mL滴鼻，嘱患者尽量张大嘴，发“啊”音，以1%丁卡因5mL左右对准咽喉部行局部喷雾麻醉，重复3次。若个别患者咳嗽、恶心明显，可加强一次。

（3）患者取仰卧位，头略后仰，清洁双侧鼻腔，解开颈部衣扣，年老体弱或有缺氧者，可给予氧气吸入。告诉患者全身放松，不可紧张。纤维支气管镜通过声门时，有咳嗽、憋气现象，切勿做吞咽动作，只需深呼吸即可缓解。

3.术中配合

（1）在患侧肺的对侧鼻腔将纤维支气管镜轻轻插入，过声门时应安慰患者，减轻紧张感，过声门后予以2%利多卡因5mL行局部麻醉，继续向下检查。

（2）需活检组织时应严格禁忌证，同时减少呼吸动度，并严禁咳嗽，以免损伤血管、引起大出血。活检后若出血过多，应局部注入0.1%肾上腺素，并严密观察患者呼吸、脉搏。若发现异常，应立即停止检查，并采取相应的措施。

4.术后护理

（1）患者拔管后　根据具体情况，可卧床休息5—10分钟或给予静脉补液。护理人员还应将下列情况告诉患者，即纤维支气管镜术后可能并发咽痛、声嘶等不适；活检者可能出现痰中带血，无需特别治疗，卧床休息即可。术后禁食2h。

（2）行活检术者　术后一要注意观察出血量大小，若出血量较多时给予相应的止血对症处理。注意观察体温变化，低热者应卧床休息，适当饮水；高热者应给予物理降温或药物降温，必要时给予抗感染等处理。

第七节　胸腔镜检查

胸腔镜手术的历史已有80余年，胸腔镜技术完成了从传统到现代的转变，目前已发展成为一种专门的学科——现代胸腔镜外科。高精度光学技术、高清晰度摄像系统，高技术内镜手术器械和先进的麻醉剂监护水平，是现代胸腔镜外科的基石。胸腔镜检查成为可用于各种胸部疾病诊断和治疗，不受手术时间限制的一种专门手术科学。

【护理要点】

1.术前护理　由于患者对此检查了解少，易产生紧张恐惧心理，术前详细介绍手术的必要性及可能出现的不适感，解除患者顾虑，增强检查及治疗信心。常规检查心肺功能、肝肾功能、凝血机制、血糖，若心肺功能严重障碍，有传染性疾病或年龄小于6个月者，视为禁忌证。指导患者进行有氧呼吸和用力咳嗽的方法。术前戒烟，使用支气管扩张剂及抗生素，有效控制分泌物。术前30分钟给予镇静剂及抑制腺体分泌剂。器械准备。齐全的监护设备、胸腔镜及配套设备，开胸包等，并调试镜面的亮度及清晰度。仔细阅读胸片、CT片，了解病变位置，以利检查手术顺利进行。

2.术中配合　根据检查和治疗的不同目的分别施行局麻或全麻术。若行全麻术，注意观察麻醉的深浅度呼吸机参数及心电监护仪的各项指数。术中注意观察有无大出血、肺漏气等现象发生，并及时给予对症处理。

3.术后护理 患者回病房严密观察神志、生命体征，取平卧位检查各种引流管的连接及通畅情况。观察记录胸腔引流液性质、量及气体情况，保持引流管通畅，一般术后48h内拔管，注意观察有无咯血及气胸发生。鼓励患者术后尽早活动，指导患者深呼吸，鼓励、训练咳嗽咳痰的方法，防止术后并发症。术后给予充分止痛，保持伤口敷料干燥，无渗液、出血现象。

第九章 血液系统疾病的护理

第一节 再生障碍性贫血

【概念】

再生障碍性贫血（简称再障）是一组由于化学、物理、生物因素及不明原因引起的骨髓造血功能衰竭，以致造血干细胞损伤、外周血全血细胞减少为特征的疾病。临床主要表现为贫血、出血和感染，一般无肝脾淋巴结肿大。根据症状发生的急慢、贫血的严重程度，分为急性再障及慢性再障贫血。

【临床表现】

1.急性再生障碍性贫血 往往起病急，进展迅速。贫血进行性加重，伴明显的乏力、头晕及心悸等。出血部位广泛，除皮肤、黏膜外，还常有深部出血，如便血、血尿、子宫出血或颅内出血，危及生命。皮肤感染、肺部感染多见，严重者可发生败血症，病情险恶，一般常用的对症治疗不易奏效。

2.慢性再生障碍性贫血 病情进展较缓慢。贫血往往是首发和主要表现。出血较轻，以皮肤、黏膜为主。除妇女易有子宫出血外，很少有内脏出血。感染以呼吸道多见，合并严重感染者少。

【实验室检查】

1.血象 全血细胞减少，急性型较明显，贫血为正常细胞正常色素型。网状红细胞计数降低明显。白细胞计数大多减少，主要是中性粒细胞减少，急性型常在 $0.5 \times 10^9/L$，慢性型 $> 0.5 \times 10^9/L$，血小板减少，出血时间延长。

2.骨髓象 骨髓穿刺物中骨髓颗粒很少，脂肪滴增多。大多数患者多部位 涂片呈现增生不良，粒系及红系细胞减少，淋巴细胞、浆细胞、组织嗜碱细胞相对增多。巨核细胞很难找到或缺如。

【护理要点】

1.一般护理 重症患者及急性病例均应卧床休息，慢性型轻度或中度类型病例可下床活动。饮食可进行高热量、高维生素、高蛋白、易消化食物。有消化道出血者暂时忌食或给予流质饮食。血小板明显低下者应避免便秘，适当给予通便药物，保持大便通畅，以免诱发颅内出血。

2.病情观察 急性型再障症状重、预后差，应特别注意有无感染及出血倾向。皮肤、口腔、肛门等处须重点观察有无潜在感染灶。头痛往往是颅内出血先兆，须严密观察其发展趋势，是否伴随恶心、呕吐及神志改变，注意四肢活动情况，并及时报告经治医生加以处理。女患者应注意观察月经来潮情况，保持会阴清洁。慢性再障病情进展相对缓慢而平稳，但也应警惕有无转为急性型倾向。

3.感染及出血

（1）预防感染 急性再障常因粒细胞缺乏及机体免疫力降低，极易引起各种细菌、病毒、真菌感染。呼吸道、消化道、泌尿道、口腔、肛门及皮肤等是最易感染的部位应采取下列护理措施：①病室需保持清洁，定期紫外线消毒，限制探视人员，防止交叉感染；出现粒细胞缺乏时，有条件者进入层流无菌室行保护性隔离。②注意保持皮肤洁净，防止因毛囊皮脂腺管发生阻塞引起脓肿；肌注或静脉穿刺处应严格消毒。③注意口腔卫生，进食后必须漱口，减少口腔细菌繁殖感染的机会；必要时定期进行口腔护理。④每次便后用1:5000高锰酸钾溶液坐浴，有痔疮、肛裂或肛周感染者给予局部湿热药敷；女性患者于月经期更应做好会阴部卫生处理。

（2）出血的护理 由于血小板减少，毛细血管脆性增加，以及感染发热，可出现各种出血症状，应做好相应的护理：①皮肤黏膜应避免搔抓、碰撞、挤压等动作，行动须小心尽可能避免注射用药，静脉注射时压脉带不得过紧，肌注或静脉穿刺后用消毒棉球压迫止血应可靠。②鼻出血量少时可用1%麻黄素棉签塞鼻及局部冷敷；出血严重时，可用凡士林纱条填塞；不要用手指挖鼻痂，每日3次滴复方薄荷油防止鼻腔黏膜干燥。③牙龈出血时用冷开水漱口，或1%麻黄素或1:1000肾上腺素棉片贴敷渗血牙龈，或用止血海绵贴敷，亦可用三七粉或云南白药局部涂敷；饮食宜少渣温凉，不要用牙签剔牙。④胃肠道出血表现为黑便或呕血时，应立即报告经治医生，同时准备各种消化道出血的应急处理，并密切观察血检查。⑤眼底出血可突然视物模糊，须安静休息，勿精神紧张，加强生活照顾；平时不要用力揉擦眼球，勿用眼过度。⑥颅内出血应时刻警惕并采取相应的防护措施，患者须安静休息，保持睡眠安稳，避免情绪激动，防止头部受伤。感染高热时进行头部冰敷降温处理，勿用乙醇擦浴；一旦发生颅内出血征象时，应立即报告经治医生，并做好各项应急处理准备，密切观察病情变化。

4.用药护理

（1）雄激素肌肉注射时，应采取深部注射方法，以免造成硬结块，必要时可用金黄散或喜疗妥外敷并密切观察局部感染倾向，及时采取抗菌治疗。

（2）肌肉或静脉注射处，均匀注意严格消毒及加强压迫止血，以免感染及出血。输血和输液时须减慢低速，防止在原有贫血基础上加重心脏负担而诱发心力衰竭；在已有贫血性心脏病存在时更须密切观察心力衰竭征象并及时加以处理。

（3）在应用抗胸腺细胞球蛋白等药物治疗过程中须注意过敏现象并注意及时处理。

（4）高热应用退热药物时，剂量宜偏小，以免降温幅度大、出汗多而导致虚脱，并避免使用影响造血功能的药物。

（5）排便不畅使用开塞露或灌肠通便时，应注意润滑、无损伤肛门皮肤，以免增加感染机会。

5.心理护理

再生障碍性贫血属血管系统良性难治性疾病范畴，医护人员应给患者以信任感及安全感，做好必要的思想及病情解释工作，争取家属的理解和支持，使患者及其家属能主动配合治疗。

第二节　白细胞减少症和粒细胞缺乏症

【概念】

外周血白细胞持续低于正常值（成人4×10^9/L）时，称为“白细胞减少症”。白细胞减少症主要由于中性粒细胞减少所致。当中性粒细胞绝对值低于2×10^9/L时，称为“粒细胞减少症”；低于0.5×10^9/L时，称为“粒细胞缺乏症”。粒细胞缺乏症常伴有严重的感染。

【病因和发病机理】

1.粒细胞生成障碍　化学毒物、电离辐射、细胞毒性药物可以直接损失造血干细胞或干扰粒细胞的增生周期，其损失作用与剂量有关。由于粒细胞更新较快，故粒细胞减少常先于红细胞和血小板而出现。某些药物仅使易感患者的粒细胞减少，与剂量大小无关。如抗甲状腺药物、保泰松和部分抗糖尿病药物等。营养缺乏也可以使骨髓正常造血受抑制而以亲粒细胞减少，如维生素B12，和叶酸缺乏勇气的巨幼细胞性贫血、严重感染、恶性肿瘤骨髓转移、白血病和病毒性肝炎等。

2.粒细胞破坏和消耗过多　与免疫有关的疾病；免疫性粒细胞减少症；其他疾病所致，如脾亢时大量粒细胞被脾滞留或恶性组织细胞病时，组织细胞异常增生，大量粒细胞被吞噬破坏等。

3.粒细胞分布紊乱　大量粒细胞转移至边缘池，而循环池的粒细胞减少，称为“转移性或假性粒细胞减少”。常见于变态反应性疾病、内毒素血症等。

4.释放障碍　粒细胞不能从骨髓向血内释放。

【临床表现】

1.粒细胞缺乏症　大多由药物或化学毒物通过免疫反应引起。其病多急骤，可突然畏寒、发热、周身不适；2～3天后临床上缓解，仅有极度疲乏感，易被忽视；6—7天后粒细胞已极度低下，出现严重感染，再度骤然发热，咽部疼痛、红肿、溃疡和坏死，颌下及颈部淋巴结肿大，可出现急性咽喉炎。此外，口腔、鼻腔、食管、肠道、肛门、阴道等处黏膜可出现坏死性溃疡；严重的肺部感染、败血症、脓毒血症等问题导致患者死亡。

2.白细胞减少症　起病缓慢，少数患者可无症状，检查血象时才被发现。多数患者可有头晕、食欲减退及低热等表现。有的患者可反复感染口腔炎、上呼吸道感染、支气管炎、肺炎、中耳炎或皮肤感染等，但有的患者却无反复感染表现。

【辅助检查】

1.白细胞减少症　外周血白细胞计数$<4.0\times10^9/L$。粒细胞减少时，外周血中性粒细胞绝对值$<2.0\times10^9/L$，淋巴细胞相对增多，红细胞及血小板大致正常，骨髓象呈幼粒细胞不少而成熟粒细胞减少的“成熟障碍”表现，或呈代偿性增生改变。

2.粒细胞缺乏症　外周血中性粒细胞绝对值低于$0.5\times10^9/L$，甚至消失。淋巴细胞相对增多，红细胞及血小板一般正常，骨髓中各阶段的粒细胞几乎消失。

【护理要点】

1.一般护理　绝对卧床休息，进高蛋白饮食，加强消毒及无菌操作的管理，有条件者应住层流病房，如五层流设备也应设单人房间，对患者进行保护性隔离。如能有效地控制感染，使其骨髓有恢复的机会，一般2~4周白细胞可以恢复正常。有感染的患者，应常规进行血液、尿液、粪便及感染局部分泌物的培养。口腔是最容易感染的部位，易导致黏膜肿胀和溃疡，患者常因局部疼痛影响进食和营养的摄入，故应加强对口腔的护理，给予温凉流质或半流质饮食。

2.心理护理　由于粒细胞缺乏症发病急、病情重、进展变化快，患者可能对自己的病情不理解而没有心理准备，往往产生对疾病的恐惧、不安。因此，应向患者解释疾病的性质，说明只要患者能积极配合治疗，短时间内大部分患者都能获得治愈，解除其思想负担，使患者积极配合治疗。

第三节　弥散性血管内凝血

【概念】

弥散性血管内凝血（DIC）是一种发生在许多疾病的发展过程中，在某些诱发因素的作用下激活凝血系统，在微循环内发生过分的PLT凝集和纤维蛋白沉积或血液凝固，导致全身微血栓形成，出现消耗性低凝血状态和继发性纤溶亢进引起的一组严重出血性综合征。

【病因】

严重的细菌感染、恶性肿瘤、创伤性手术及产科意外等引起的血管内皮广泛损伤及组织损伤，均可引起DIC。

【临床表现】

根据发病的缓急及微血栓形成的速度不同，可将DIC分为急性型、亚急性型和慢性型。根据DIC的病理生理过程，临床可分为3期：早期为高凝期，中期为消耗性低凝血期，晚期为继发性纤溶亢进期，各期无明显界限。各型的共同特点是出血、栓塞、微循环障碍、溶血。

【辅助检查】

1.消耗性凝血障碍指标　PLT计数呈进行性下降，纤维蛋白原减少，凝血酶原时间和凝血活酶时间延长。

2.纤溶亢进指标　纤维蛋白原降解产物增多，血浆鱼精蛋白副凝试验（3P试验）阳性，D—二聚体阳性。

【护理要点】

1.病情观察 充分认识DIC的危险性。应定时测生命体征，注意观察意识状态、皮肤黏膜出血的范围，如已有内脏出血，要及时记录出血量，并具体脑出血。

2.药物治疗观察 肝素是常用抗凝剂，肝素用力过大有引起全身大出血的危险，以及引起发热过敏、PLT减少等不良反应，应严格掌握用药量和时间，密切观察出血有无减轻及加重，定时抽血查凝血时间，以调整肝素用量。

3.心理护理 加强与患者及其家属的沟通，解除其恐惧心理，介绍积极治疗原发病的重要性，使其配合治疗，树立战胜疾病的信心。

第四节 特发性血小板减少性紫癜

【概念】

ITP又称“自身免疫性血小板减少性紫癜”，是最常见的一种血小板减少性疾病，其特点是血小板寿命缩短，骨髓巨核细胞增多，血小板更新率加速，80%～90%患者的血清或血小板表面有IgG抗体。

【病因】

尚未完全明了。可能与免疫因素、脾脏因素、毛细血管壁缺陷等有关，80%的急性1TP患者在发病前1～3周有上呼吸道感染史，如风疹、水痘、传染性单核细胞增多症，或活病毒疫苗注射等。

【临床表现】

1.急性型 多见于儿童。起病急骤，畏寒，发热，有广泛的皮肤黏膜出血，可形成大片瘀斑或血肿，常见于四肢，以下肢更多，口腔黏膜下可见血疱。重症患者可有眼底出血，但颅内出血少见。

2.慢性型 起病缓慢，出血症状轻，表现为反复发作的皮肤淤点、瘀斑、鼻出血、牙龈出血，可伴轻度贫血和轻度脾大。女性患者有月经过多。

【辅助检查】

1.血象 血细胞计数减少程度不一，急性型常低于20×10^9/L，慢性型多在50×10^9/L左右，失血多者可出现贫血，血小板平均体积偏大，但功能一般正常。

2.骨髓象骨髓巨核细胞正常或增多，血小板的巨核细胞减少，急性型患者更明显。

【护理要点】

1.休息 尽量卧床休息，避免过分活动，对PLT极低（$<20\times10^9$/L）或有严重贫血者，应绝对卧床休息。特别要保护头部，避免碰撞，饮食不可过热、过硬，以防止口腔及消化道黏膜损伤、出血。

2.密切观察 观察出血倾向，观察皮肤黏膜有无新的出血点，有无血尿和黑便。咳嗽、呕吐、用力排便均可诱发颅内出血，故有此症状应及时处理；有视物模糊者应警惕眼底出血；对已有出血症状者应按出血给予必要的护理。

3.药物治疗的护理 应了解所用药物的副作用，严密观察以便及时处理。特别是糖皮质激素的不良反应较多，如库欣综合征、糖尿病、高血压、易感染等，应定期检测血压、血糖、血RT等，做到早发现早处理，以保证疗效。

第十章 内分泌代谢性疾病

第一节 甲状腺功能亢进症

【概念】

甲状腺功能亢进症（简称“甲亢”），是由多种病因导致甲状腺功能增强，分泌甲状腺激素（TU）过多所致的临床综合征。

【病因】

（1）免疫因素 长效甲状腺刺激素（LATS）的作用与TSH的作用相似，它是针对甲状腺的自身抗体，与甲状腺干细胞结合，兴奋甲状腺滤泡上皮，分泌甲状腺素而引起甲亢。

（2）遗传因素 临床上常见家族性Graves病，且发现与特点HLA的遗传易感性有关。

（3）其他因素 如功能亢进性结节性甲状腺肿或腺瘤、垂体瘤、亚急性甲状腺炎、桥本氏甲状腺炎、碘甲亢、异位内分泌肿瘤等都有可能致甲状腺功能亢进。

【临床表现】

为怕热、多汗、多食、易饥 、心慌、易怒、体重下降，常有神经过敏、失眠紧张、易激动、多猜疑，有时可出现幻觉、抑郁、舌手纤颤等。重者可致不同程度的甲状腺肿大、突眼、甲亢性心脏病等。

【辅助检查】

基础代谢率（BMI）与甲亢水平呈平行性增长；甲状腺激素测定，T3、T4、rT4、FT4、均升高。TSH降低；甲状腺抗体检查多数为阳性；放射性碘试验（RAIU）甲状腺摄131I率升高；甲状腺放射性扫描、甲状腺B超检查可了解甲状腺的大小、形态、性质、单结节、多结节。

【护理要点】

1.心理护理 甲状腺激素分泌过多，可致神经兴奋性增高，神经过敏、易怒、急躁、多虑等。因此，应避免各种不良精神刺激，保持病室安静，减少探视，尊重和理解患者，多与其交谈，鼓励其参加正常的社交活动，树立战胜疾病的信心。对举止怪异、有自杀倾向者应密切观察其精神状态，以防发生意外。

2.适当休息 合并感染及甲亢性心脏病者应卧床休息。对精神过度紧张、不安、失眠者可给予安定类镇静剂。

3.给予高蛋白、高维生素、高热量、易消化低碘饮食，以补充能量 如低碘、清淡的蔬菜、水果及营养丰富的蛋类、瘦肉、鱼等。避免暴饮暴食，注意饮食卫生，鼓励患者多饮水，每日2000～3000mL，以补偿因大量出汗、腹泻造成的水min丢失（心脏病患者除外）。忌饮酒、吸烟、咖啡、浓茶等刺激性饮料。

4.浸润性突眼的患者应保护眼睛，戴深色眼镜，防止强光及灰尘刺激。眼睑不能闭合的，可覆盖纱布或眼罩，睡前涂抗生素眼膏，防止角膜炎、结膜炎的发生。取高枕卧位，限制钠盐摄入，以减轻水肿。用5%甲基纤维素或0.5%氢化可的松眼药水滴眼，以减轻局部刺激征状。严重病例可行上、下眼睑缝合，保护角膜，防止角膜溃疡而导致失眠。

5.服用抗甲状腺药物治疗时，密切观察其副作用，如白细胞减少和肝功能损害，严重时可导致粒细胞缺乏症，须立即停药，并定期复查肝功能，以防药物性肝病发生。

6.病情观察

（1）注意观察患者情绪、心率、体重及有无甲亢危象若患者出现高热（39℃以上）、心率快（＞120次/min）、心房纤颤、焦虑、烦躁不安、恶心、呕吐、腹泻，甚至可发生休克、嗜睡、昏迷，应立即报告医师，遵医嘱应用抢救药物及对症护理。

（2）应用放射性 131I治疗时，严密观察副作用。注意有无甲亢危象、放射性甲状腺炎及甲状腺机能减退的发生。患者用过的餐具、吃剩的食物及衣物、排泄物等要特殊处理，以防放射性物质泄漏。

第二节 肾上腺皮质机能减退症

【概念】

原发性慢性肾上腺皮质功能减退症又称阿狄森（Addison）病，由于自身免疫、结核、真菌感染或肿瘤等原因破坏双侧肾上腺的绝大部分，引起肾上腺皮质激素分泌不足所致。

【病因】

（1）肾上腺结核 因肾上腺干酪样坏死而发病。现随结核被控制而减少。

（2）特发性肾上腺萎缩 目前本病组成及的病因，其发生与免疫反应使双侧肾皮质破坏有关。

（3）其他病因 恶性肿瘤转移，淋巴瘤、白细胞浸润，真菌感染，使用肾上腺酶系抑制药物，手术、放射治疗，获得性免疫缺陷综合征（AIDS）等致双侧肾上腺破坏而引起本病。

【临床表现】

主要表现为乏力、精神萎靡、嗜睡，食欲不振、恶心、呕吐、消瘦，皮肤和黏膜色素沉着，皮肤呈棕褐色，黏膜呈蓝黑色，心音低钝、低血压、毛发稀疏等。

四、辅助检查

血常规可见正细胞、正色素性贫血，中性粒细胞减少，嗜酸性粒细胞、淋巴细胞增多。血清电解质，可见低血钠、高血钾。血糖及糖耐量试验，可见空腹低血糖、糖耐量试验呈低平曲线。尿中类固醇测定，24h尿17－羟类固醇、17—酮类固醇降低。血尿皮质醇测定，24h尿游离皮质醇及血浆总皮质醇降低。促肾上腺皮质激素试验，可帮助诊断或鉴别诊断。

【护理要点】

1.对症明显者，嘱其绝对卧床休息。

2.给予高碳水化合物、高蛋白、高维生素、多钠盐（每日至少8～10g）、低磷饮食，同时多饮水。

3.注意饮食和个人卫生，减少和控制感染。

4.避免感染、创伤、手术、过劳、大量出汗、呕吐、腹泻或突然中断治疗等因素，以防危象发生。

5.患者多需终身激素替代治疗。应观察有无头痛、血压升高、水肿、精神兴奋、失眠等，及时报告医师调整药物剂量。

6.病情观察严密观察血压、心率、体重及精神状态、体力情况等。若高热、失水、血压下降、心率快、嗜睡、精神失常等肾上腺危象时，应专人护理并积极配合医师抢救。

第三节 糖尿病

【概念】

糖尿病是一种全身慢性代谢性疾病，由于胰岛素分泌相对或绝对不足而引起的内分泌代谢综合征。临床上以糖、蛋白质、脂肪代谢紊乱，葡萄糖耐量减低、血糖增高和糖尿病为特征。按患者对外源胰岛素需要的程度不同分为1型糖尿病（胰岛素依赖型）和2型糖尿病（非胰岛素依赖型）。

【病因】

（1）I型糖尿病的病因

①遗传因素 大约有10％的糖尿病患者有家族遗传史。

②组织相容性抗原（HLA）人类白细胞抗原（HLA）位于第6对染色体短臂，是一组密切连锁的基因群，1型糖尿病的遗传易感因子与HLA密切相关。

③环境因素 病毒感染、药品及化学制剂、自身免疫因素在1型糖尿病发生过程中均起一定的作用。

（2）2型糖尿病的病因

①遗传因素 2型糖尿病比1型糖尿病有着更强的遗传性。

②环境因素 不合理的饮食及生活方式和肥胖与2型糖尿病的发病有显著关系。

③胰岛素抵抗 2型糖尿病发病的主要诱因是肥胖。肥胖者因胰岛素受体数目减少和亲和力下降，导致胰岛素抵抗。肥胖使胰岛β细胞长期超负荷，导致胰岛素分泌功能下降，一旦胰岛β细胞分泌的胰岛素不足以弥补胰岛素抵抗，即可发生糖尿病。

【临床表现】

多饮、多食、多尿、疲乏及消瘦等。严重时可发生酮症酸中毒，并可并发心脑血管、肾脏、视网膜及神经的慢性病变。

【辅助检查】

尿糖和酮体测定。尿糖测定代表在一定时间内尿糖流失的数量。通常，糖尿病患者血糖越高，则尿糖越多。尿酮体测定是迄今为止发现早期酮症的最简便的方法。血糖测定，血糖升高是诊断糖尿病的主要依据。口服葡萄糖耐量试验（0GTT），胰岛素释放试验，了解胰岛β细胞的储备功能。血清C肽测定，胰岛β细胞每分泌一min子胰岛素的同时也分泌一min子的C肽。血清C肽测定，也能了解胰岛β细胞储备功能；糖化血红蛋白（GHb）测定，可反映测定前4～8周平均血糖水平，既可作为糖尿病控制指标，又可用作轻症糖尿病的诊断。尿微量白蛋白（UMA）测定，是早期诊断糖尿病肾病最敏感的指标，不仅能预测肾病的发展，而且与增生性视网膜病变及大血管病变有密切关系。

【护理要点】

1.糖尿病为慢性难治性疾病，患者由于身心及精神压力大，导致情绪低落、焦虑、抑郁等，往往对治疗失去信心。故护士应对患者及其家属进行耐心宣教，让其了解糖尿病的有关知识及影响血糖变化的因素，了解饮食、运动和治疗的关系，保持乐观的心态，配合治疗。

2.饮食治疗是一项重要的基础治疗措施。用简易公式计算出理性体重（kg）与身高（cm）—105，然后计算出每日所需总热量。碳水化合物占饮食总热量的50%～60%；蛋白质占总热量的10%～20%，即成人每日每公斤理性体重0.8—1.2g，儿童、孕妇、慢性消耗性疾病、营养不良者可增至1.5～2.0g，伴有糖尿病肾病而肾功能正常者应限制在0.8g，脂肪约占总热量的30%；纤维素每日应＞40g。每日三餐min配为1/5、2/5、2/5，或三餐各占1/3，或1/7、2/7、2/7、2/7。以谷类、豆类、粗粮、绿叶蔬菜及含糖成分低的水果如黄瓜、冬瓜、苦瓜等为宜，不宜饮酒，少吃或不吃动物内脏、蛋黄、煎炸食品，忌食用葡萄糖、蜜糖及其制品（冰淇淋、蛋糕、饼干等）。

3.每日用无刺激性肥皂洗澡，保持皮肤清洁。用软毛刷刷牙，若牙龈萎缩或有炎症时，及时做口腔护理。每日用温水洗脚，经常按摩下肢及足部，以促进血液循环。

4.鼓励患者适当运动，如散步、打太极拳、慢跑等。对老年患者活动前要进行心电图、肝肾功能检查。避免空腹活动时间过长，一般餐后1～1.5h活动为宜。

5.胰岛素治疗的患者一般采用皮下注射，注射部位应选择上臂、大腿前部及外侧、臀部、腰部以上、腹部（脐周5cm，腰带部位除外），其中以腹部吸收最快。胰岛素应冷藏储存，以2-8℃为宜，避免结冰和过热，室温下最多保持30天，注意有效期，避免剧烈振动。注射前10分钟从冰箱内取出置于室温下，抽取剂量要准确。注意更换注射部位，注射同一部位应间隔1~2周，以免皮下出血硬结。短效胰岛素应在餐前30分钟皮下注射，鱼精蛋白锌胰岛素应在早餐前1h皮下注射，若长、短效胰岛素混合使用时，宜先抽取短效胰岛素，再抽取长效胰岛素，充分混合后再注射。注意观察有无低血糖反应。

6.病情观察

（1）注意观察低血糖反应对老年人、肝硬化、肾功能衰竭的患者，因其降糖药物及胰岛素在体内代谢变慢，尤应注意低血糖症状，患者由饥饿感、头晕、乏力、出冷汗、心悸、面色苍白，严重者意识模糊，甚至昏迷。一旦发现以上表现，应立即查血糖，给予糖水ihuo含糖饮料（如糖果、饼干、果汁等），按医嘱静脉推注50%葡萄糖40—60mL。同时安慰体贴患者，减轻其紧张恐惧心理。

（2）注意观察有无酮症酸中毒，如患者表现多饮、多尿、多食加重，继续发展可出现严重乏力、极度口渴、食欲不振、恶心、呕吐、呼吸深快，呼出气体有烂苹果味，晚期严重脱水、尿量减少、皮肤弹性差、心率加快、头痛、嗜睡、意识模糊，甚至昏迷。此时应立即报告医师处理，迅速建立静脉通路，确保胰岛素及输液量准确、及时，并严密观察神志、呼吸、血压、心率及尿量变化情况，详细记录出入量。每2h监测血糖变化并注意有无电解质紊乱情况。

（3）应用胰岛素泵治疗时，注意观察注射部位有无红、肿、化脓、疼痛，输注管道有无打结，管道有无脱落。如输注导管内有血时，立即更换注射部位。输注导管一般2~5天更换1次。

第四节 尿崩症

【概念】

尿崩症是指某人尿量大于30mL/kg，尿渗透压小于300mOsm/kgH2O，或尿比重小于1.010的一种综合征。

【病因】

（1）中枢性尿崩症 由于下丘脑—垂体后叶产生的抗利尿激素（AVP）的大细胞神

经元遭受严重破坏，AVP产生不足或缺乏而引起。

（2）肾性尿崩症 由于肾脏集合管对AVP不敏感或无反应而致。

（3）原发性烦渴症 因多饮而引起多尿，并无肾脏和AVP的分泌调节异常，多数患者有明显的心理疾患，又称精神性多饮、多尿。

（4）妊娠尿崩症 由于妊娠期AVP降解酶导致AVP破坏过快而引起。

【临床表现】

主要表现为多尿、烦渴及多饮。患者喜食冷饮。尿崩症患者白昼及夜间的尿量均增加。久病者可出现皮肤干燥、汗液及唾液减少，食欲减退，便秘，消瘦，还可出现焦虑、失眠。

【辅助检查】

尿量及血尿渗透压、禁水加压试验、高渗盐水试验、抗利尿激素（AVP）测定可协助诊断。

【护理要点】

1.做好心理护理 尿崩症患者往往有焦虑、失眠、情绪低落，应鼓励患者提高战胜疾病的信心，保持良好的情绪，积极配合治疗。

2.积极配合医疗做好相关检查 寻找病因，以期达到早诊断、早治疗，减轻患者痛苦。

3.休息 由于患者尿量及次数增多，严重影响患者正常睡眠，尽量安排单人房间，保持病房安静以利于患者休息。

4.注意观察 做禁水加压试验过程中，患者会出现极度口渴、烦躁、燥热，有的患者中途放弃试验，此时应鼓励患者坚持完成试验，并严密观察患者体重、血压、尿量、尿比重。如出现血压降低，甚至昏迷等危象应立即停止试验，并给予相应的处理。尿崩症患者还要观察出入量情况，注意有无水中毒表现。

第十一章 神经系统疾病

第一节 急性脑血管疾病

急性脑血管疾病是一组由于局部脑血管病变或全身血液循环紊乱所致的脑组织供血障碍性疾病，又称“中风”。起病急，死亡率高，是中老年人常见病之一。根据病变性质可min出血性脑血管病和缺血性脑血管病两大类。

【病因及发病机制】

1.出血性脑血管病 包括脑出血、蛛网膜下腔出血。原发性高血压病和脑动脉硬化是最常见病因。血压长期增高—脑血管壁损伤，当血压突然急骤增高时—血管破裂—形成血肿—脑组织受压迫，破坏脑组织，继发脑水肿，导致颅内压增高。

2.缺血性脑血管病 包括短暂性脑缺血发作、脑血栓形成、脑梗死，常因脑动脉硬化、颈动脉硬化或狭窄、椎基底动脉狭窄或血液流变学异常而致。

【临床表现】

(一)出血性脑血管病

1.脑出血

(1)内囊出血：最多见，先有进行性加重的头痛、头晕、呕吐，迅速出现意识障碍，可伴有抽搐或大小便失禁，可同时伴有上消化道出血。

(2)桥脑出血：较少见，轻者仅有头痛、呕吐；重者表现为出血灶侧周围性面瘫，对侧肢体中枢性瘫痪的交叉瘫。

(3)小脑出血：少见，常以眩晕、头痛和频繁呕吐起病，患者不能站立，步态不稳，共济失调；轻者可有眼球震颤和共济失调等。

2.蛛网膜下腔出血 意识障碍较轻且短暂，最具特征性的体征为脑膜刺激征阳性。

(二)缺血性脑血管病

1.短暂性脑缺血发作 突然发病，症状一般维持数分钟至数十分钟，24h内消失，不留神经功能后遗症。但常反复发作，表现为对侧偏身感觉障碍，同侧单眼失明，对侧单眼无力或单瘫、偏瘫。

2.脑血栓形成 起病较缓，先有头痛、眩晕、肢体麻木或短暂脑缺血发作等前驱症状，常于水面中或安静休息时发病，次晨起床时发现半身肢体瘫痪，无意识障碍。

3.脑栓塞 起病急骤，在数S或数分钟内症状发作到最高峰，意识障碍较轻，恢复较快。

【辅助检查】

1.出血性脑血管病

（1）脑脊液检查：多呈血性、压力升高。

（2）CT和MRI检查：呈高密度出血影，可在早期准确显示出脑出血灶的部位、范围。

2.缺血性脑血管病

（1）脑脊液检查：正常。

（2）脑CT：在24～48h后可见低密度梗死区。

【护理】

（一）出血性脑血管病

（1）急性期应绝对卧床休息，特别是发病后24—48h内避免搬动。蛛网膜下腔出血的患者应绝对卧床休息4～6周，患者取侧卧位，头部抬高15～30C，以利颅内血液回流，减轻脑水肿。

（2）急性脑出血患者在发病24～48h内禁食。

（3）保持大便通畅，防止用力排便而导致颅内压增高，必要时按医嘱给予缓泻剂，禁止大量不保留灌肠。

（4）急性期应每30分钟测血压1次，注意瞳孔改变，密切观察患者有无脑疝的先兆症状。

（5）绝对卧床休息的患者应每2h翻身一次，以免局部皮肤受压出现压力性损伤，翻身后保持肢体于功能位置。尿失禁患者应及时留置尿管，勤换床单和尿布。

（6）急性期应保持肢体于功能位置；病情稳定后瘫痪肢体应做关节按摩及被动运动，以免肢体废用；康复期继续功能训练。

（7）脑疝的预防及护理：密切观察患者有无脑疝的先兆，一旦发现脑疝的先兆，应立即与医师联系，同时给予氧气吸入，迅速建立静脉通路，快速静脉滴注20%甘露醇250 mL，以控制脑水肿，降低颅内压。头部放置冰袋或冰帽，以提高组织对缺氧的耐受性，防止加重脑水肿。

2.缺血性脑血管病

（1）心理护理：嘱患者保持情绪稳定，加强与患者之间的交流，鼓励患者自强，树立战胜疾病和恢复生活自理的信心，消除悲哀情绪。

（2）注意观察病情变化，防止脑部血流量减少，头部禁用冰袋或冷敷，以免血管收缩。

（3）保持呼吸道通畅，注意防止肺部感染。

（4）急性期绝对卧床休息，取平卧位，以保证较多血液供给脑组织，避免搬动。

（5）促进瘫痪肢体功能恢复：康复期进行功能训练，康复训练时应做到计划切实可行，循序渐进，活动量由小到大，时间由短到长，做到主动与被动运动、向上与向下运动相结合。

（二）健康教育

（1）向患者及家属介绍疾病的基本知识，积极治疗原发病，避免诱发因素，防止再出血或再梗死。

（2）指导患者勿精神紧张，情绪激动，用力排便及过度劳累等；指导患者自我控制情绪，保持乐观心态，保持血压平稳。

（3）教会患者家属测量血压的方法，每日定时测量血压，发现血压异常及时就诊。

（4）保持适当的体力活动，促进心脑血管功能。

（5）饮食宜清淡，摄取低盐、低胆固醇食物，避免刺激性食物及饱餐，多吃新鲜蔬菜和水果，戒烟酒，降低血脂并减肥。

（6）指导患者及家属有关护理事项及康复、锻炼的知识。

（7）定期复查，一旦出现前驱症状，应及时就诊，及早处理。

第二节　格林巴利综合征

【概念】

指以周围神经和神经根的脱髓鞘及小血管周围淋巴细胞及巨噬细胞的炎性反应为

病理特点的自身免疫病。

【病因】

尚不清楚。患者病前多有非特异性病毒感染或疫苗接种史。最常见是空肠弯曲菌，此外还有巨细胞病毒、ZD病毒、肺炎支原体、乙肝病毒、免疫缺陷病毒。

【临床表现】

多为急性或亚急性起病，出现四肢对称性弛缓性瘫痪及呼吸肌麻痹、腱反射减低或消失。发病时多有肢体感觉异常，感觉缺失较少见，呈有手套袜子样分布。有的患者以脑神经麻痹为首发症状，双侧面瘫最常见。自主神经症状常见皮肤潮红、出汗增多、手足肿胀等。

【护理要点】

1.保持呼吸道通畅，及时翻身拍背吸痰，雾化吸入，使呼吸道分泌物及时排出。

2.给予营养丰富的饮食，不能吞咽者及早鼻饲。尿潴留者可做下腹部按摩，无效时导尿，便秘者给予缓泻剂。

3.气管切开后，应严格消毒切口周围皮肤，及时换药，预防感染。

4.每两h翻身一次，按摩局部骨隆突受压处，防止压力性损伤发生。

5.密切观察患者呼吸频率、节律和深度。如发现呼吸费力，呼吸浅慢，咳嗽无力及患者憋气、烦躁、出汗和发绀等缺氧症状时，及时做好气管切开准备。入院后进行心电监护和血压监测。

第三节 重症肌无力

【概念】

是乙酰胆碱受体抗体介导的、细胞免疫依赖的及补体参与的一种神经–肌肉接头处传递障碍的自身免疫性疾病，病变主要累及神经–肌肉接头突触后膜上乙酰胆碱受体。

【病因】

血清中乙酰胆碱受体抗体增多，致乙酰胆碱受体数目减少，突触后膜传递障碍而导致肌无力。大部分肌无力患者，伴有胸腺异常。10%～15%合并胸腺瘤，70%患有胸腺增生或淋巴滤泡增生。

【临床表现】

主要临床特征是受累肌肉呈病态疲劳，连续收缩后发生严重无力甚至瘫痪，经短期休息后可好转，症状多于下午或傍晚劳累后加重，早晨和休息后减轻，呈较规律的晨轻暮重波动性变化，可累及眼肌、面肌、咽肌等，表现面肌皱纹减少，表情动作困难，闭眼和示齿无力，连续咀嚼困难使进食中断，以及构音障碍、饮水呛咳、吞咽困难等。呼吸机、膈肌受累可出现咳嗽无力、呼吸困难，重症常因呼吸肌麻痹或继发吸入性肺炎而死亡。

【辅助检查】

全身型重症肌无力患者肌肉乙酰胆碱受体抗体检测阳性率85%～90%，高滴度乙酰胆碱受体抗体支持重症肌无力的诊断。疲劳试验、新斯的明试验及滕喜龙试验也有助于诊断。

【护理要点】

1.耐心做好患者的思想工作，使其树立战胜疾病的信心，积极配合治疗。

2.嘱给予高蛋白、富含维生素的食物，以提高机体免疫力。咀嚼无力者，可口服溴吡斯的明后进食；严重者可给予鼻饲流质饮食。

3.密切观察有无缺氧、呼吸肌无力切开，准备好气管切开包、呼吸机等以备急用。

4.出现肌无力危象，可遵医嘱给予新斯的明肌注或溴吡斯的明口服；重症呼吸肌无力应配合医生行气管插管或气管切开，行呼吸机辅助呼吸。

5.气管切开术呼吸机辅助可能者，应保持呼吸道通畅，及时吸痰，注意呼吸道湿化，气管切开处每日换药一次。如有渗液浸湿则及时更换纱布，防止套管脱出，并注意切口有无渗血，周围有无皮下气肿等，保持呼吸机运转正常。

6.肢体活动无力者应2h翻身一次，并对受累肢体的肌肉行被动和主动按摩，防止肌肉挛缩及压力性损伤。

第四节　癫痫

【概念】

癫痫是一组由大脑神经元异常放电引起的短暂中枢神经系统功能失常为特征的慢

性脑部疾病，具有突然发生、反复发作的特点。

【病因】

根据发病原因可分为两类：一类为原发性癫痫，无导致脑部症状的结构变化或代谢异常，而与遗传因素有较密切的关系；一类为继发性癫痫，它作为一种临床表现，一般与脑肿瘤、颅内感染、脑外伤、代谢异常及脑的先天畸形有关。另外，过度疲劳、发烧、手术、缺氧血症、碱中毒、低钙血症、低血糖、焦虑等均可诱发癫痫发作。

【临床表现】

可分为大发作和小发作。大发作表现为突然意识丧失，跌倒在地，双目上翻，瞳孔散大，对光反射消失，口唇青紫，头后仰，全身肌肉强直收缩，上肢屈曲、下肢伸直，身体呈弓形，呼吸停止，有的伴有尖叫；小发作的特点是，短暂的意识丧失，表现为愣神，突然静止不动，双眼发直等。

【辅助检查】

1.脑电图 除病史、神经系统检查外，脑电图检查被认为是迄今为止最常用的检查方法，常能帮助定位定性。

2.影像学检查。

3.血液化学检查 如血糖、血钙、血镁、药物成分等。

4.尿液检查 主要针对一些遗传代谢性疾病。

第十二章　普外科疾病的护理

第一节　甲状腺肿瘤患者的护理

【概述】

（一）甲状腺腺瘤

最常见，多见于青、中年女性，多为单发肿块，表面光滑，边界清，中等硬度，无压痛，随吞咽上、下活动，生长缓慢，多无不适感。肿块较大时可有压迫症状。多为实性，部分为囊性，当囊壁血管破裂发生囊内出血时，肿块迅速增大，伴局部胀痛。约10％的患者可癌变，20％的患者可不发甲亢。治疗原则是早期手术切除，一般行患侧甲状腺大部切除术，对于较小的甲状腺腺瘤可行单纯腺瘤切除术。术中做快速冰冻切片，判定有无恶变。

（二）甲状腺癌

多见于中、老年女性，肿块特点是常为单发（未min化癌为双侧弥漫性增大），质硬，不规则，边界不清，随吞咽活动度差，局部淋巴转移时伴有颈部淋巴结肿大。晚期压迫邻近器官组织等而出现相应的症状。

对于无淋巴结转移的局限性甲状腺癌，多将患侧腺体连同峡部全部切除，对腺体大部切除；对于已有淋巴结转移的甲状腺癌，可将甲状腺全部切除，清扫颈部淋巴结，并配合放射性碘治疗。

【护理措施】

（1）主要护理措施：参照甲亢手术前后的护理，但做颈部淋巴结清扫的患者术后应注意：①保持呼吸道通畅；②保持皮瓣下引流通畅；③观察引流液的量和性质；④注意有无乳糜胸发生。

（2）甲状腺全切的患者需终身服用甲状腺制剂以满足机体对甲状腺素的需要。常用甲状腺制剂有甲状腺素片、左甲状腺素等。要使患者了解不正确的用药可导致严重的心血管并发症，因此应告知患者注意以下几点：

1）每天要按时服药。

2）在服药期间如出现心慌、多汗、急躁或畏寒、乏力、精神萎靡不振、嗜睡、食欲减退等甲状腺激素过多或过少表现时，应及时报告医护人员，以便调整用药剂量。

3）不随意自行停药或变更剂量。

4）随年龄变化药物的剂量有可能需要变更，故最好至少每年到医院复查一次。

（3）告知患者在积极治疗的同时，良好的心理、躯体和社会适应状态是战胜癌症的主要力量。

第二节　乳腺癌

【概念】

乳腺癌是常见的恶性肿瘤之一，欧美国家发病率较高，社会经济阶层高者发病率高于较低者，在我国近几年来，发病率明显增加，已成为威胁女性健康的头号杀手，在女性恶性肿瘤中占第一位。男性乳腺癌也有发生，约占乳腺癌的1%。

【早期诊断、早期治疗】

是提高治愈率、延长生存期、提高生存质量的关键。为此要加强健康教育，增强民众的健康意识，在高危人群中开展自查和定期体检，做好早期发现、早期诊断、早期治疗，帮助患者尽可能恢复正常生活和工作能力。

【病因】

一般认为，乳腺癌发病与激素变化有关，这些变化引起乳房腺体上皮细胞的过度增生，继之发生癌变。目前认为，女性发生乳腺癌的高危因素包括：

（1）家族史 母亲或姐妹中有患乳腺癌者，特别是在绝经前发病的。

（2）晚孕或未曾哺乳者第一胎足月产在35岁后，或40岁以上未孕者。

（3）月经初潮过早（12岁以前），绝经期延迟者（52岁以后）。

（4）肥胖 尤以绝经后体重明显增加或伴有糖尿病者。

（5）曾患功能性发绀出血或子宫体腺癌、卵巢癌者。

（6）曾患一侧乳腺癌者，其对侧患乳腺癌的可能性要比常人高2～3倍。

（7）乳腺增生症伴有导管或小叶不典型增生活跃者。

（8）一些少见因素，如乳房的放射线照射等。

【临床表现】

（1）症状 绝大多数好转是以无痛性乳腺肿块而就诊。乳腺癌肿块常为无痛性。当肿块发生坏死、出血或并发感染时可出现疼痛。晚期肿块增大，不活动，边缘不光滑，与皮肤或深部组织粘连。乳头溢液是乳腺癌的另一主要症状，患者常因内衣被污染而发现，溢液常为血性，暗红色或淡黄色。

（2）体征 当肿瘤累及乳腺悬韧带（Cooper韧带）时，局部皮肤受牵拉而产生“酒窝”征。皮内淋巴管被癌细胞阻塞而阻断了局部的淋巴回流造成淋巴水肿，即形成“橘皮样”改变。橘皮样改变提示癌细胞堵塞淋巴管，反流淋巴液中的癌细胞可以种植在周围，发展成癌结节，称为“卫星结节”。晚期乳腺癌的表面皮肤可见破溃。

1年左右确信无复发，可以进行乳房再造。

【护理要点】

1.术前护理

（1）心理护理 入院后应给患者做好对症宣教，使患者了解疾病知识，并从患者的神情、言行中掌握患者有无焦虑倾向，了解焦虑的原因，做好心理护理，增强战胜疾病的信心。

（2）妊娠及哺乳期的乳癌患者 前者应终止妊娠，后者应断乳，可肌注睾酮或服用炒麦芽等。

（3）高龄患者 应做好心肺功能检查，如有异常，应做好充分的术前准备。

（4）对合并有高血压、糖尿病患者 术前应控制血压，按时服药，监测血压，控制血糖，定时测尿糖，并给予低盐或低糖饮食。

（5）术前宣教 向患者讲术前的饮食、皮肤准备，术中的大概情况，术后的恢复及伤口的护理及注意事项等，让患者有一定的心理准备，以良好的状态迎接手术。

2.术后护理

（1）心理护理 因患者手术前存在侥幸心理，认为自己是良性肿瘤可能性大，术后一旦证实是恶性肿瘤，患者有个心理调适期，这时护士应多与患者沟通，及时给予心理疏导。患者术后对病情的严重程度及是否扩散、转移是非常关注，对患者这方面的询问，要耐心诚恳地解答，告诉患者只要坚持完成术后的巩固治疗计划，预后是乐观的。同时，要找一些相同的成功病例以现身说法解除其后顾之忧，增强患者战胜疾病的信心，使其主动积极地配合治疗和护理。

（2）病情观察　包括生命体征、伤口敷料、患者主诉及伤口引流液的性质等。如有异常，及时报告医生。对于做扩大根治术的患者，应注意呼吸情况，如有胸闷、呼吸窘迫等症状，立即吸氧，并判断是否与手术操作损伤胸膜有关。根据病情，进一步做肺部听诊和X线胸部检查。

（3）体位　术后麻醉未清醒者，去枕取平卧位，头偏向一侧，清醒后改为半卧位。患侧肩下垫一软枕，患肢上臂内收；前臂自然放于胸前。这种体位既可防止皮瓣张力过大，保持引流通畅，防止切口部无效腔发生，又有利于皮瓣存活，同时可以增加淋巴及静脉回流，从而预防上肢水肿。

（4）引流管的护理　根治性手术后有伤口引流管时，应妥善固定，防止其扭曲滑脱。如有血块堵塞引流管，应及时排除；如有扭曲，及时矫正，以免因创面积血或积液而导致皮瓣或所植皮瓣坏死。注意观察负压引流液的颜色、质量和性质，当引流液每小时超过100 mL时，应警惕有无活动性出血。术后3～5日，一般情况良好，引流液24 h少于10～20 mL，且皮瓣无积血积液者，可考虑拔除胸骨旁引流管。根据引流情况约7～10天拔除腋窝引流管。

（5）预防水肿　因手术创伤较大，术后预防局部水肿尤为重要。应注意以下几点：

①避免术侧上肢长时间下垂或用力。

②注射、采血、测血压时尽量选用患侧键侧上肢。

③患者需穿宽松上衣，若佩戴手表或装饰物，不宜太紧。

④可适当进行患侧上肢向心性按摩，以促进患肢血液和淋巴液回流。

（6）患肢功能锻炼　大体分为3个阶段，即卧床期、下床后和拆线后的功能锻炼。基本原则是循序渐进，不能过急，防止意外拉伤。目的是预防患肢水肿，松解、软化瘢痕组织，预防瘢痕萎缩而引起患肢功能障碍。

①卧床期的功能锻炼　术后1—3日，为患者卧床期，患肢肘关节以上制动，以免腋窝皮瓣的滑动而影响伤口愈合。此期主要锻炼手指和腕部的功能。可做伸指、握拳、屈腕等锻炼，并可用患侧手练习握健身圈，进行患肢肌肉锻炼，也可进行向心性按摩，促进血液和淋巴液回流，减轻患肢肿胀和疼痛。

②下床后的功能锻炼　此期为拔除引流管后，患者开始下床活动至拆线前。一般手术后2～3日开始下床活动，此期宜以肘关节及肩关节功能锻炼为主。由于接近腋下

切口处的瘢痕组织尚未形成，早期进行锻炼可使三角肌、斜方肌和背阔肌尽快恢复功能。这是乳腺癌根治术后，上肢功能恢复的重要一环。锻炼方法：患者可做屈肘伸肘运动，并练习以患侧手指的触摸对侧肩部及同侧耳部，也可做患肢贴墙、爬墙动作，或梳头动作等。

③拆线后的功能锻炼　术后9—10日，已拆除切口缝线，可锻炼抬高患侧上肢，即将患侧的肘关节屈曲抬高，手掌位于对侧肘部。初时，可用健侧手掌托扶患侧肘部，使逐渐抬高患侧肘部，直至与肩平；术后14日，练习将患侧手掌至颈后，使患侧上肢逐渐抬高至患者开始锻炼时的低头位，达到抬头、挺胸位，进而能以患侧手掌越过头顶并触及对侧耳部。同时应继续练习爬墙运动、钟摆运动、拉绳运动、扩肘运动或推墙运动等。

（7）出院指导

①心理支持　出院前要细心指导，教会患者自我调节，鼓励患者保持豁达开朗的心境和稳定的情绪，培养广泛的兴趣爱好。同时向患者的家属讲清心理护理的重要性，多些鼓励支持。向患者介绍义乳的选择与佩戴方法，鼓励患者树立信心，积极主动地投入到生活中去。

②指导患者继续坚持功能锻炼，劳逸结合，保证每日连续睡眠6—8h。

③指导患者多食富含维生素及微量元素的食物，忌高脂肪饮食。

④详细讲解乳腺癌根治术后5年内避免妊娠的意义及避孕方法。

⑤指导患者进行乳房自查　每月自查近侧乳房（应避免月经前期及月经期这段时间）；停经后的患者，每月应定期检查。检查方法：坐位或直立位，被查侧上肢自然下垂，对侧手平触乳房有无肿块及乳头处有无分泌物，忌刺激或捏乳房。检查顺序：乳房的内上、外上、外下、内下、乳晕部，最后检查腋窝。勿遗漏检查部位。如发现异常及时到医院复查。

⑥指导患者术后6个月内每月复查1次，以后每3个月1次，并详细告知复查时间、地点、联系方式。

第三节　腹部损伤

【常见腹部损伤】

（一）脾破裂

脾脏是腹部内脏中最容易受损伤的器官，其发病率占各种腹部损伤的40%～50%。有慢性病理变化的脾脏更易破裂。

根据损伤的范围，脾破裂有中央型破裂、被膜下破裂和真性破裂（破损累及被膜）等三种。前两种因被膜完整，出血量受到限制，故临床上无明显内出血征象，可形成血肿最终被吸收。但在某些微弱外力下，可以突然转为真性破裂，多发生伤后1～2周，应予警惕。临床上所见脾破裂约85%是真性破裂，出血量大，患者可迅速发生休克而致死亡。一经诊断，立即手术处理，通常采用脾切除术。

（二）肝破裂

肝破裂在各种腹部损伤中约占15%～20%，肝硬化等慢性病变时发病率较高。肝右叶破裂较肝左叶为多。在临床上各方面表现与脾破裂相似，但因肝破裂后可能有胆汁渗入腹腔，故腹痛和腹膜刺激征较脾破裂明显。应采取手术治疗，手术的基本要求是彻底清创、止血、消除胆汁溢漏和建立通畅的引流。可采用多种手术方式。

（三）肠破裂

在肠破裂中，小肠较多见，其次是结肠，十二指肠因大部位于腹膜后，故损伤率很低。肠破裂后由于肠内容物流入腹腔，常在早期即引起明显的腹膜炎。一般采用手术修补，对裂口较大或多处破裂者采用骨法切除术。

【临床表现】

（1）但胸腹壁损伤的症状和体征一般较轻。常见表现是局限性腹壁肿痛和压痛，有时可见皮下瘀斑。

（2）腹腔内脏如果仅为挫伤，伤情一般较轻，无明显的临床表现。

（3）腹腔内脏破裂：由于损伤脏器不同，可表现为以腹腔内出血为主和以腹膜炎为主的两种情况。

1）实质脏器破裂：主要表现是腹腔内出血，出血量大时多有失血性休克的表现，明显腹胀和移动性浊音，腹痛和腹膜刺激征较轻。肝破裂伴有大量胆汁外溢或胰损伤胰液溢入腹腔时，可有明显的腹膜刺激征出现。

2）空腔脏器破裂：主要表现为急性腹膜炎，有持续剧烈腹痛和腹膜刺激症，伴有恶心呕吐，肝浊音界缩小，膈下有游离气体，肠鸣音减弱或消失，严重者发生感染中毒性休克。

【辅助检查】

（1）可进行血生化检查，X线、B超、CT检查，以了解损伤脏器的情况。

（2）诊断性腹腔穿刺：让患者向穿刺侧侧卧5分钟，在脐与髂前上棘连线的中、外1/3交界处或经脐水平与腋前线相交处进行穿刺，如抽到不凝固血液，提示系实质性脏器破裂所致的内出血，因腹膜的脱纤维作用而使血液不凝。如抽出浑浊液体，并发现胃肠内容物，可以确诊有胃肠等空腔脏器破裂。如未抽出液体也不能完全排除内脏损伤的可能，应继续观察，必要时可重复穿刺。

【护理措施】

1.急救 腹部损伤如合并颅脑、胸部、骨折等多发性损伤，应首先处理危及生命的紧急情况；对已发生休克者，迅速输液、输血；对开放性腹部损伤应及时包扎伤口，有肠管脱出，原则上暂不回纳腹腔，用清洁碗覆盖后再包扎。如大量肠管脱出，可牵拉肠系膜引起休克，应先还纳暂行包扎。

2.病情观察期间的护理

（1）严密观察病情：定时测量生命体征、神志的变化，注意有无腹腔内出血和腹膜炎症状。有休克症状者，应按休克护理常规护理。

（2）体位：可取半卧位，不随意搬动患者，避免过多活动，以防肝、脾包膜下血肿破裂发生大出血。

（3）禁食：病情严重或疑有内脏损伤者应禁食，以防万一有胃肠道穿孔而加重腹腔污染。禁食期间需输液维持水、电解质平衡及供应热量，并记录出入量，为预防感染，输液中加入抗生素。

（4）胃肠减压：疑有空腔脏器破裂或有明显腹胀者，应进行胃肠减压，拮抗减轻腹胀，减少可能存在的肠液外漏，又能观察消化道出血情况。应保持通畅，注意引流量和性质。

（5）在观察期间不注射止痛剂，以免掩盖病情。

（6）心理护理：使患者情绪稳定，积极配合治疗与护理。

3.手术前后护理

确定手术治疗时，应及时做好急症术前准备。术后按一般腹部手术后常规护理，特别注意观察腹腔引流液的量、形状，预防术后并发症的发生。

第四节　急性阑尾炎

急性阑尾炎是外科最常见的急腹症，以青壮年发病率最高，男性多于女性。

【病因】

1.阑尾腔梗阻　是急性阑尾炎发生的主要原因。由于阑尾本身的解剖特点，如管腔细、开口小，管壁内有丰富的淋巴组织，系膜短使阑尾卷曲呈弧形，均使阑尾腔易于阻塞。梗阻物常为食物残渣、粪石、异物、寄生虫、肿瘤等。梗阻后使黏液分泌积聚、腔内压力上升，致静脉回流受阻，局部缺血坏死，细菌乘机繁殖，引起炎症。

2.细菌侵入　当阑尾发生梗阻及炎症后，黏膜溃疡，上皮损害，腔内细菌生长繁殖，侵入管壁引起急性炎症，此外，细菌还可经血液循环或周围组织侵入阑尾。

3.神经反射　胃肠功能发生紊乱时，阑尾也受到影响，引起阑尾肌肉或血管反射性痉挛，导致管腔狭窄、梗阻，同时血管痉挛致阑尾缺血，使阑尾腔黏膜受损，细菌入侵引起阑尾炎症。

【病理类型】

根据阑尾炎发病过程的病理解剖变化，可分为以下四种病理类型：

1.急性单纯性阑尾炎　系病变早期，炎症仅限于黏膜及黏膜下层，表现为阑尾充血、水肿，黏膜浅表性溃疡，周围有炎性细胞浸润。阑尾外观轻度肿胀，浆膜充血并失去光泽，表面及腔内有少量纤维素性渗出物。

2.急性化脓性阑尾炎　又称蜂窝组织性阑尾炎。炎症进一步发展侵及阑尾圈层组织，阑尾明显肿胀，浆膜高度充血，有脓性渗出物。黏膜面可有溃疡及坏死，腔内有积脓，可形成局限性腹膜炎。

3.坏疽性及穿孔性阑尾炎　是急性阑尾炎最严重的一种类型。炎症继续发展，阑尾腔内压力升高，发生血运障碍，使阑尾管壁坏死或部分坏死，呈暗紫色或黑色，阑尾充满血性脓液，可发生穿孔，穿孔部位多在阑尾根部和近端，脓液进入腹腔，可引起急性弥漫性腹膜炎。

4.阑尾周围脓肿　发炎的阑尾被大网膜及周围组织包裹、粘连，形成炎性肿块或阑尾周围脓肿。

【临床表现】

1.症状

（1）腹痛：转移性右下腹疼痛是急性阑尾炎的典型症状。腹痛常突然发生，开始于脐周或上腹部，呈阵发性，程度不重，数小时后转移并固定于右下腹麦氏点处（右髂前上棘与脐连线的中处1/3交界处），呈持续性疼痛并逐渐加重。少数患者在开始即出现右下腹疼痛。不同类型的阑尾炎疼痛也有所不同：单纯性阑尾炎为轻度隐痛；化脓性阑尾炎为阵发性胀痛、剧痛、坏疽性阑尾炎为持续性剧痛，穿孔后疼痛暂时减轻，之后又加剧。

（2）胃肠道症状：恶心、呕吐常很早发生，开始为反射性，程度不重，后因弥漫性腹膜炎导致麻痹性肠梗阻时症状加重。部分患者可出现便秘、腹泻等肠功能紊乱症状。

（3）全身反应：早期体温正常或稍高，炎症加重后可出现高热、脉速等全身中毒症状，腹膜炎时可出现畏寒高热，不发门静脉炎时可出现黄疸。

2.体征

（1）腹膜刺激征：包括压痛、反跳痛和腹肌紧张，是壁腹膜受到炎症刺激的一种防御反应，揭示阑尾炎已至化脓、坏疽或穿孔阶段。右下腹压痛是急性阑尾炎的重要体征，压痛部位常在麦氏点，且固定，压痛点可随阑尾位置改变而变化。

（2）腰大肌试验：左侧卧位后将右下肢向后过伸，引起右下腹疼痛为阳性。

（3）结肠充气试验：用一手压住左下腹部降结肠区，再用另一手反复按压其上端，患者诉右下腹痛为阳性。

（4）闭孔内肌试验：仰卧位，右髋右膝均屈曲90°，并将右股向内旋转，引起右下腹痛为阳性。

（5）直肠指诊：盆，腔阑尾炎症时，早期可在直肠右前壁有触痛，若盆腔形成炎性肿块或积脓时，触痛更明显，可扪及肿块或有波动感。

【辅助检查】

血白细胞及中性粒细胞比例升高。当盲肠后位阑尾炎累及输尿管时，尿中可见少量红细胞和白细胞。

【护理措施】

（一）非手术治疗的护理

（1）卧床休息，取半卧位。

（2）轻者可进流质饮食，重者应禁食以减少肠蠕动，利于炎症局限。禁食期间应静脉补液。

（3）应用抗生素控制感染。

（4）适当应用解痉剂以缓解症状，但禁用吗啡和哌替啶，以免掩盖病情。

（5）严密观察病情变化，注意生命体征、神志、腹部体征的变化及实验室检查结果，如病情加重，应急诊手术。

（二）手术治疗的护理

1.术前护理 手术准备按急诊腹部手术常规准备，禁灌肠，以免引起阑尾穿孔。

2.术后护理

（1）体位：术后按麻醉要求给予适当的卧位，血压平稳后取半卧位。

（2）饮食：轻症患者术后6h开始进流质饮食，勿进甜食及牛奶，以免引起腹胀。重症患者需禁食、输液，待肠蠕动恢复、肛门排气后逐渐恢复饮食。

（3）活动：鼓励患者早期下床活动，以促进肠蠕动恢复，防止肠粘连的发生。轻症患者术后当日即可下床活动，重症患者应在床上活动，待病情平稳后及早下床活动。

（4）预防感染：按时遵医嘱应用抗生素。

（5）严密观察病情，及时发现术后并发症。

1）切口感染：是最常见的并发症，多因手术污染、存留异物、血肿、引流不畅等所致。表现为术后2～3天体温上升，切口局部红肿、胀痛或跳痛。处理为拆除缝线，清创引流，定期换药。

2）出血：常发生在术后24～48h内。阑尾系膜结扎线脱落可致腹腔内大出血，出血腹痛、腹胀、出血性休克，一旦出现出血征象，应立即输血、补液、纠正休克，必要时再次手术止血。

3）腹腔感染：多发生于严重的化脓性或坏疽性阑尾炎术后。表现为体温持续升高、腹痛、腹胀、压痛、肌紧张，同时伴有全身中毒症状。按腹膜炎治疗原则处理。

4）腹腔脓肿：常发生于化脓性或坏疽性阑尾炎术后，特别是阑尾穿孔并发腹膜炎者。常发生于术后5—7天，表现为体温升高或下降后又升高，并有腹痛、腹胀、腹部包块及直肠膀胱刺激征状等。抗生素治疗无效时，应切开引流。

5）粪瘘：多因阑尾残端结扎线脱落或术中损伤所致。一般经非手术治疗可自行闭合愈合，经久不愈者，应查明病变性质和范围，行相应手术治疗。

6）阑尾残株炎：由于切除阑尾时残端太长，术后复发炎症，出现阑尾炎症状。症状严重时，须行手术切除。

7）粘连性肠梗阻：由于手术损伤或阑尾周围脓液等因素，导致术后发生粘连性肠梗阻。一般非手术治疗可痊愈，病情严重者需手术治疗。

第五节　胃癌

胃癌是我国发病率最高的恶性肿瘤之一。发病年龄40～60岁较多，男性明显多于女性。在各种恶性肿瘤中占首位。

【病因】

胃癌的发病原因与胃炎、幽门螺杆菌感染、溃疡、息肉癌变、亚硝基化合物、多环芳烃化合物及饮食因素、遗传因素等有关。

【临床表现】

（1）症状　左上腹不适，伴有不规则隐痛、反酸、嗳气。服止酸剂后症状可暂时缓解，短期内又可发作，上腹饱胀、轻度恶心、食欲减退、消瘦、乏力，出血和黑便也可在早期出现，有时可出现腹泻、便秘及耻区不适，也可有发热；进展期上腹不适，饱胀加重。服止酸剂后不缓解，食欲减退明显。常伴恶心、呕吐，时有咖啡样物，进行性消瘦，中度贫血，伴有幽门梗阻者呕吐出宿食。贲门癌者有吞咽哽噎；晚期患者呈恶病质，消瘦、脱水、低蛋白血症、贫血，有肝转移腹水、左锁骨上淋巴结转移。

（2）体征　早期多无明显体征，上腹区可有深压痛，有时伴有轻度抵抗；进展期腹上区可扪及肿块，质硬，高低不平；晚期直肠前凹可扪及肿块。

【辅助检查】

（1）胃镜检查　为最直接有效的诊断方法，可进行活组织检查及细胞学检查。

（2）钡餐X线检查　胃钡剂造影时胃癌的X线征象主要有龛影、充盈缺损、黏膜改变、蠕动异常及梗阻性改变。

（3）脱落细胞学检查　如能发现癌细胞，有确诊意义，但无定位价值。

（4）胃液分析　多数患者有胃酸减少或游离酸缺乏。

【护理要点】

1.术前护理

（1）心理护理　因患者对病情及手术中的情况不了解，会产生各种顾虑及焦虑，对病情起消极影响，故应及时细致反复地向患者做好解释工作。

（2）保证有足够的睡眠，以防机体抵抗力下降。

（3）纠正患者的营养状况，防止术后并发症发生。

（4）纠正水、电解质紊乱，尤其对于有梗阻症状者。

（5）戒烟，训练有效咳嗽，及时治疗呼吸道疾病。

（6）溃疡出血或胃癌伴出血者，应予以补液、止血、输血，密切观察病情、禁食、胃肠减压，使用镇静药，抗休克。

（7）胃、十二指肠穿孔者　由于半卧、禁食、补液、胃肠减压，使用抗生素，应密切观察病情变化，维持水、电解质及酸碱平衡，抗休克。

（8）有梗阻者　术前3日给予禁食，胃肠减压，每晚洗胃1次，注意补充水及电解质，调节酸碱平衡。

（9）胃癌累及横结肠者　应行以下准备：

①饮食　术前3日起进低渣或无渣半流质。术前2日起改为流质。

②药物准备　原则上使用肠道不吸收的抗生素，如甲硝唑等。泻药，口服50%硫酸镁100mL并大量饮水。

③灌肠　术前晚行大量不保留灌肠；术日晨行清洁灌肠。

④补液　补充电解质及热能。

2.术后护理

（1）严密观察生命体征　3h内每30分钟测量一次，直到平稳。

（2）妥善固定引流管并保持通畅，观察引流液的量、色、性、质。

（3）肠蠕动恢复拔除胃管后可适当给予饮水。术后第三日半量清流质，应选择避免胀气的食物，量约50~80mL。术后第六日流质，术后第九日半流质。全胃切除者适当延迟进半流质时间。

3.并发症的观察与护理

（1）胃出血　出血少时可在24~48h自行停止。若每小时出血量大于200mL提示有活动性出血。应及时报告经治医师，同时观察血压、脉搏、伤口敷料、腹部体征。

（2）感染　多发生在术后3～5天，可有肺部、泌尿系、伤口、膈下、腹腔感染。大多与活动受限、卧床不起、手术麻醉操作、术前准备不完善、手术污染腹腔等有关。手术后应加强翻身、拍背、雾化吸入，防止肺部感染，做好会阴护理、伤口护理、引流管护理，防止医源性感染发生。

（3）吻合口排空障碍　多发生在术后3日以后，应注意观察呕吐物的性质。胃与空肠或十二指肠吻合口排空障碍时呕吐物大多不含胆汁，如吻合口排空障碍发生在输出襻空肠处。表现特点是呕吐物含大量胆汁。一般基于禁食、胃肠减压、补液、营养支持、抗感染等保守治疗。

（4）梗阻

①输入襻空肠梗阻　根据梗阻的原因和部位不同，分为慢性单纯性部分梗阻与急性绞窄性完全梗阻。前者主要症状是间歇性呕吐胆汁，呕吐量大，与进食的密切关系。如症状持续不改善则需要手术治疗。后者表现为腹上区急腹症，突然发生上腹剧烈疼痛，呕吐频繁，呕吐量不大，也不含胆汁，多需手术治疗。

②输血襻空肠梗阻　症状与输出襻空肠处排空障碍相似，多需手术治疗。

（5）倾倒综合征　尤其进半流质以后，表现为心慌、出冷汗、头晕、无力、恶心、呕吐、腹痛、面色苍白，甚至血压下降。原因：切除范围大或吻合口过大，与食物的性质和人类也有一定的关系。早期倾倒综合征的发生原因：一是高渗实物进入肠腔，使大量细胞外液被吸入肠腔，致血容量一时性下降，故术后忌过甜、过咸、过浓的食物；二是饱餐使肠腔突然膨胀，牵拉肠系膜神经。引起5-羟色胺、组胺的释放，导致肠蠕动增快和血管舒张而引起腹腔神经丛的刺激反应，故用餐不能过饱，且餐后应平卧20—30分钟，以减缓食物进入肠腔，有助于避免倾倒综合征发生。药物可用抗组胺或抗乙酰胆碱及抗痉挛和镇静药。经上述措施无效时，可考虑手术治疗；三是立位时，食物和进入肠腔内体液的重量牵拉已游离的残胃，刺激腹腔内脏神经，引起上述反射性症状，故强调餐后应平卧20—30分钟。晚期倾倒综合征实质上是低血糖综合征，这是由于高渗食物快速进入小肠，葡萄糖被迅速吸收引起高血糖，激发胰岛素过量释放，继而产生反应性低血糖。一般在两餐间摄入少量含糖食物即可避免类似症状发生。

（6）十二指肠残端破裂或吻合口瘘　一般在术后3—5日内发生。表现：腹腔引流管内引流出浑浊液体，伤口渗出黄绿色液体，腹部疼痛加剧，发热。处理：有弥漫性腹膜炎者应及时手术治疗，充分引流；如症状轻、瘘口小、引流物少，可禁食，胃肠减压。使用抑制胃肠道分泌药物及抗生素，加强营养支持，注意保护局部皮肤。

【健康宣教】

(1) 保持心情舒畅，胃癌术后休息1年。

(2) 饮食遵循规律，宜清淡、富营养、少量多餐。每日5-6餐，每餐50克左右，逐渐增加。

(3) 按医嘱服用助消化药及抗贫血药。消化药应在饭后服用。

(4) 保持大便通畅，观察有无黑便、血便，一旦见有异常应及时就诊。

(5) 防止倾倒综合征发生，饭后应平卧30分钟，忌摄入高渗食物。

(6) 注意复查血常规、肝功、肾功、胃镜。

(7) 建立良好的身心环境，坚持进行化疗。

(8) 观察体重变化，注意补充营养，宜进高蛋白、高维生素、高热能饮食，增加机体免疫力。

第六节　原发性肝癌

【概念】

原发性肝癌是我国最常见的恶性肿瘤之一，其发病男性多于女性，约6～10:1，以30-50岁多见。

【病因病理】

病因不甚清楚。据观察，多见于乙型病毒性肝炎、肝硬化、黄曲霉毒素及某些化学毒素与之有密切关系。其病理，大体分为结节型、巨块型、弥漫型。组织学分类；肝细胞型、胆管细胞型、混合型。我国绝大多数是肝细胞型肝癌。

【临床表现】

早期症状包膜下，仅有食欲不振、乏力、上腹饱胀、消瘦等症状，随病情发展出现以下症状：肝区疼痛、肝大、腹水；晚期出现贫血、黄疸、皮下出血、恶病质。

【辅助检查】

定性诊断方法

（1）AFP测定 血清AFP持续大于400ug/L

（2）肿瘤标记物及酶学测定 如r-GT（r-谷氨酰转肽酶）铁蛋白、r抗胰蛋白酶、碱性磷酸酶（HLP）癌胚抗原（CEA）等。

（3）定位诊断方法

①B型超声显像。

②选择习惯肝动脉造影。

③CT、MRI（核磁共振）。

【护理要点】

1.术前护理

（1）心理疏导 建立良好的护患关系，了解患者的心理状态，为其排忧解难，详细介绍手术治疗方法、手术效果，邀请同类手术恢复期患者介绍经验及感受，使患者以良好的心态配合治疗及护理。

（2）饮食护理 指导患者进食低脂、高热量、高维生素、高蛋白、易消化食物，如甜面食、藕粉、蜂蜜、新鲜蔬菜、水果、牛奶、蛋类、瘦肉、豆制品，禁食油炸、肥肉类等食品。

（3）改善营养状况和肝功能 术前静脉营养保肝药物，维生素K1，输注白蛋白、血浆等；有效的保肝治疗措施，提高机体抵抗力和对手术的耐受性。

（4）病情观察 感区疼痛时，可分散注意力，如与他人交谈、听音乐、读书报等；适当变换体位或采取能减轻疼痛的体位，同时为患者创造安静、清洁、舒适的环境，减少外界刺激，注意观察疼痛的性质。若突然剧烈的腹痛，范围扩大，应警惕肝癌破裂出血的发生，并及时报告主管医师做相应的处理。

（5）注意观察体温变化 明确发热的原因，是炎症还是肿瘤热，若体温38.5℃以上，可适当应用吲哚美辛栓肛塞；炎症感染者可应用广谱抗生素。

（6）指导患者每日有充足睡眠，去除不良生活习惯 如禁烟，入院后即要求患者不吸烟，以提高呼吸道黏膜的抵抗力，预防术后呼吸道并发症。

（7）术前指导患者练习床上大小便及正确咳嗽咳痰方法，介绍其目的和意义，术前晚行清洁灌肠，手术前30分钟置胃管，以防止术后呕吐、腹胀和肠麻痹，介绍麻醉方式、手术时间及配合方法等。

2.术后护理

（1）了解术中情况，判断麻醉清醒程度，术后2—4h之内避免熟睡，以免影响呼吸功能，按全麻术后护理常规。

（2）连接心电监护装置，以便及时监测血压心率呼吸血氧饱和度及体温的变化，若有异常及时报告医师做相应的处理。

（3）持续胃肠减压，禁食，保持负压引流袋通畅及有效的负压。肠蠕动恢复后，即拔除胃管开始经口进食，从流质开始，如米汁、蛋羹、豆浆过渡到半流质，如烂面条、稀饭、馄饨、新鲜易消化的蔬菜，无不良反应时渐渐改为普通饮食。

（4）吸氧肝切除术后持续吸氧24h，以增加肝细胞供氧量，促进肝细胞再生与修复，一般采用面罩吸氧，氧流量要够大，6L/min左右，保持$SaO_2$95%以上。

（5）卧位全麻术后1—6h内去枕平卧，头偏向一侧，之后血压平稳取低斜坡半卧位，术后第二天指导并协助患者翻身及床上活动，但幅度不要过大，动作轻柔，以免肝断面出血。

（6）各种引流管的护理　肝癌切除术后一般放置引流管，有腹腔引流管、双套管负压引流管、胆管引流、持续导尿管等多根引流管，应妥善固定，防止受压、扭曲、折叠，保持引流通畅，每隔2～4h自近端向远端挤压引流管一次，防速血凝血块堵塞管腔，记录引流液的量、颜色、性质等。每日更换无菌引流管及引流袋，严格无菌操作。双套管引流应保持有效负压，各种管道的注意事项、目的、意义应向家属患者介绍清楚。

（7）注意保肝措施　术后注意加强营养尤其是禁食阶段，可根据病情营养静脉营养液（TPN，胃肠外营养）内加氨基酸、脂肪乳、脂溶性及水溶性维生素等，隔日输白蛋白、血浆等，以保护肝功能，并及时抽血查血生化、肝功能。

（8）出血的观察　肝切除术后出血多发生在术后24h内，注意观察切口有无渗血，引流管尤其是双套管引流液的颜色、量、性质及血压、心率的变化。一旦发生异常，及时保肝主管医师妥善处理。

（9）注意观察其他并发症　如肝功能衰竭、膈下脓肿、胆汁瘘、肺部并发症、血不凝、胸腔积液等。

【出院指导】

（1）注意休息，保证充足睡眠，体力活动要循序渐进，避免劳累。

（2）合理安排膳食，根据肝功能给予适量优质蛋白质、高碳水化合物、高维生素饮食，避免摄入辛辣、刺激性食物。

（3）保持乐观，平静的心态，情绪稳定，生活有规律。

（4）指导患者正确的服药方法，注意事项。

（5）定期来院复查。

第七节　门静脉高压症

门静脉高压症是由于门静脉血流受阻，血液淤滞导致门静脉压力增高的一组病理综合征。主要表现为脾肿大、脾功能亢进、食道胃底静脉曲张并发破裂、呕血、黑便、腹水等。

【病因】

绝大多数是由于肝炎后肝硬化或血吸虫病肝硬化引起。也可见于肝外门静脉阻塞，如门静脉主干的先天畸形、外伤感染等引起的门静脉主干血栓形成等，但少见。

【病理】

肝炎后肝硬化时，肝内纤维组织增生和肝细胞再生，压迫肝小叶内的肝窦，使其狭窄或闭塞；血吸虫性月于硬变是由于血吸虫卵沉积在汇管区门静脉小分支内，使其管腔变窄。门静脉受阻可致门静脉压力增高，出现脾肿大、脾功能亢进、门—腔静脉交通支扩张和腹水。其中以食管下段及胃底静脉交通支曲张最为重要，该处静脉曲张后，表面黏膜变薄，易被胃酸腐蚀或粗糙食物损伤，发生畸形大出血。

【临床表现】

1.脾肿大、脾功能亢进　早期，肿大的脾脏质软，活动；晚期由于脾内纤维组织增生而变硬，与周围粘连而活动受限。脾肿大可伴程度不同的脾功能亢进，表现全血细胞减少，出现贫血和出血倾向。

2.呕血和黑便　由于食管胃底曲张静脉破裂突然发生大出血引起，是门静脉高压症中最凶险的并发症。出血量大，呈喷射状呕出鲜血，难以自止。出血经胃酸及其他消化液的作用后，随粪便排出而出现柏油样的黑便。

3.腹水　是肝功能损害的表现。常伴有低蛋白血症，出现下肢浮肿。大出血后，往往因缺氧而加重肝组织损害，加剧腹水的形成，患者出现腹胀、食欲减退等。

【辅助检查】

可进行血象、肝功能检查，食道吞钡X线检查及超声检查。

【护理措施】

（一）急性大出血期的护理

（1）立即开放较大静脉通道，快速输液、输血，应用止血药物。

（2）插三腔管压迫止血：是首选的有效措施。注意加强三腔管的护理，主要包括：定时放气囊、观察止血效果、观察神志与呼吸情况等。

（3）使用缓泻剂及灌肠，以免胃肠道的血液被分解产生氨，导致肝昏迷。

（4）防止急性肝衰竭：注意有无意识障碍、黄疸出现或加重。呼吸深大或呼气带异味、皮肤出血斑点等。发现时应立即通知医生，积极处理。

（5）预防再出血：经抢救出血停止，血压、脉搏渐趋平稳，但因血容量的增加可发生再出血现象，应注意观察，如胃管内引流出新鲜血，说明发生了再出血，应及时通知医生处理。

（6）心理护理：紧张恐惧的心理将引起交感神经兴奋使出血加重。故无论抢救多繁忙，多应设法做好患者的心理护理。

（二）术前护理

（1）卧床休息，避免劳累：卧床休息可增加肝脏的血流量，有助于肝细胞修复，增进肝脏循环，改善腹水和水肿。

（2）改善营养情况：低蛋白血症者给予补充白蛋白；贫血者输新鲜血；凝血障碍者补充维生素K；使用保肝药物。

（3）饮食调节：给予高糖、高维生素、低脂饮食，以无渣半流质为主，避免油炸、干硬、粗糙、有骨刺、刺激性食物，不宜过热，防止引起曲张静脉破裂出血。

（4）尽量避免增加腹内的活动，如剧烈咳嗽、打喷嚏、用力排便、抬重物等。

（5）术前不放置胃管，灌肠用酸性液，禁用肥皂水。

（6）心理护理。

（三）术后护理

（1）严密观察血压、脉搏、呼吸，注意有无内出血发生。

（2）分流术后48 h内应平卧位，翻身时动作要轻柔，卧床1周，不宜过多活动，保持大便通畅，以防血管吻合处破裂出血。

（3）饮食：分流术后要限制蛋白质的摄入量，防止术后肝性脑病。食物要软、易消化，温度适宜，忌食粗糙或过热食物，禁烟酒，防止再出血。

（4）禁用吗啡、哌替啶、巴比妥类药物及一切对肝脏有损害的药物。

（5）并发症的观察：注意有无术后并发症发生。若出现性格行为异常、意识恍惚、烦躁、昏迷等，可能出现肝昏迷；脾切除后出现发热、腹痛、腹胀、血便等，应考虑肠系膜静脉血栓形成。

（6）观察肝功能有无进一步损害的表现，给予积极的保肝治疗。

（7）做好引流管和伤口的护理。

【出院指导】

1.合理饮食指导

（1）注意饮食调整，进食无渣软食，避免食用粗糙、干硬、多刺油炸、辛辣刺激性食物，以免损伤食道黏膜诱发再出血。

（2）饮食要规律，少食多餐，以糖类食物为主。

（3）肝硬化者，如未出现肝昏迷，可酌情摄取优质高蛋白饮食（50～70g/d），有肝昏迷先兆者，应限制食物中蛋白质（＜20g/d）、钠盐和水的摄入；做分流术者适当限制蛋白，每日摄入量＜30g，以避免诱发肝性脑病及腹水。

2.建立健康的生活习惯

（1）保证充分休息，避免劳累和过度活动，一旦出现头晕、心慌、出汗等症状，应卧床休息。

（2）保持安静、乐观、稳定的情绪，避免精神紧张、抑郁等不良情绪出现。

（3）戒除烟酒。

（4）不穿过紧衣服，用软牙刷刷牙，避免用力排便、打喷嚏、剧烈咳嗽、抬重物等增加腹压的活动，以减少出血的危险性。

3.指导患者和家属掌握出血先兆 注意有无黄疸、腹水，出现异常及时来院就诊。

4.定期复查出院后3个月、半年、1年各来院复查1次。

第十三章　心胸外科疾病

第一节　冠心病

【概念】

冠状动脉性心脏病，指各种原因造成的冠状动脉管腔狭窄，甚至完全闭塞，使冠状动脉血流不同程度地减少，心肌血氧供应与需求失平衡而导致的心脏病，简称“冠心病”。冠心病最常见的原因是冠状动脉粥样硬化。

【临床表现】

冠心病的临床表现多种多样，根据其特征分为：

（1）劳力性心绞痛　即在运动或其他增加心肌耗氧量时所诱发的短暂胸痛发作，经休息或舌下含化硝酸甘油疼痛可迅速缓解或消失。

（2）自发性心绞痛　其特征是疼痛与心肌需氧量增加无明显关系。与劳力性心绞痛相比，这种心绞痛持续时间较长，程度较重，而且不易被硝酸甘油所缓解。血清酶无变化，心电图可出现暂时性ST段压低或T波改变。发作时出现暂时ST段抬高者称为“变异性心绞痛”。初发的劳力性心绞痛、恶化性劳力性心绞痛及自发性心绞痛，均称为“不稳定型心绞痛”。

（3）心肌梗死　急性心肌梗死可出现严重而持久的疼痛，个别患者可表现不典型或无疼痛。心电图出现持久的Q波或OS波以及持续一天以上的演进性损伤电流。血清肌酸磷酸激酶、乳酸脱氢酶及心脏特异性同工酶水平升高。

（4）心律失常　患者可出现各种心律失常，多在以上症状基础上出现，但也可以是冠心病的唯一症状。

（5）心力衰竭　多由于较广泛的心肌缺血、大面积心肌梗死及严重心律失常造成心肌收缩力减弱、心排量降低。

（6）原发性心脏停搏　由于心律失常引起，如不及时抢救，则导致猝死。

【护理要点】

1.术前护理

（1）由于机器人手术操作困难，手术时间长，术前应给患者及其家属做好充分宣教并讲明其微创、无痛、降低术后感染、缩短住院时间等优点。向患者介绍手术的过程，解答患者提出的问题，消除患者对这项技术的顾虑。

（2）术前给予充分的镇静、镇痛处理。防止因情绪紧张而诱发心绞痛。应用冠状动脉扩张药预防冠状动脉痉挛，给β受体阻滞剂降低心肌耗氧量。

（3）对高血脂、高血压、糖尿病者，术前应用药物并控制后方可实施手术。

（4）备皮范围 在心脏直视手术常规备皮的基础上，还应包括下肢自膝关节上1/3至踝部。

2.术后护理

（1）监测氧合情况、血流动力学、心律、心电图变化等情况。

（2）呼吸机辅助呼吸4—6h，至本人自主呼吸恢复后，根据动脉血气及心功能情况，逐渐脱离呼吸机和拔除气管插管：对术前心功能不良者，应适当延长呼吸机应用时间，以减轻心脏负荷并避免发生缺氧。

（3）连续监测本人的动脉压、左房压及中心静脉压和心电示波，避免血压波动，及时纠正心律失常与心功能不全。血压较高者可静脉滴注硝酸甘油以防止冠状血管痉挛。

（4）术后应立即摄正位胸部X线片 了解心脏大小、形态和肺部情况；了解中心静脉通道与气管插管及胸部引流管的位置。

（5）维持血容量和水、电解质平衡 术后血红蛋白在100g/L即可，血红蛋白过高会增加血液黏稠度和循环阻力。

（6）保持尿量 术后应保持尿量在1mL/（kg·h）以上。尿量减少，如考虑血容量不足，应予补充。如效果不明显，可静脉注射呋塞米20~40mg。

（7）术后次日应口服阿司匹林10~20mg，一日3次，以避免吻合口形成血栓。行动脉内膜剥脱术者，若术后无出血征象，应立即静脉滴注肝素100—200mg/d，能进食后可给予华法林口服，抗凝治疗3个月。

（8）术后下肢用弹力绷带包扎，检查下肢血管处伤口有无渗血，弹力绷带包扎不可过紧，患肢抬高，每小时观察患肢末梢的温度、颜色和动脉搏动。术后次日即开始活动下肢，以免发生下肢深静脉血栓或血栓性静脉炎。

（9）鼓励或者早期活动，冠心病患者的血液黏稠度高，易发生深静脉血栓栓塞，可轮流抬高下肢，有利于静脉血回流。

（10）对于心功能差或有低心排综合征的患者，需做好置入主动脉反搏泵反搏的准备。应用主动脉反搏可延长舒张期，使冠状血管能够得到足够的血供和氧供。应用中密切观察术侧下肢血管情况。

第二节　晚期肺癌全肺切除术

【肺癌病因】

至今尚不完全明确。可能与下列因素有关：

（1）吸烟　据统计，多年每日吸烟40支以上者，肺癌发病率比不吸烟者高4～10倍。

（2）职业致癌因子　可能与长期接触放射性致癌物质有关。

（3）空气污染　可能与大气污染和烟尘中致癌物质含量高有关。

（4）电离辐射　大量电离辐射可引起肺癌。

（5）人体内在因素　如免疫状态、代谢活动、遗传因素、肺部慢性感染等，可能对肺癌的发病有影响。

【临床表现】

（1）肺癌晚期症状

①压迫或侵犯膈神经，出现同侧膈麻痹。

②压迫或侵犯喉返神经，可引起声音嘶哑。

③压迫上腔静脉引起面部、颈部、上肢和胸部静脉曲张，上肢静脉压升高等上腔静脉压迫综合征。

④侵犯胸膜引起血性胸腔积液。

⑤侵犯纵隔，压迫食管，引起吞咽困难。

【辅助检查】

（1）X线检查　诊断肺癌的一个重要手段。

（2）CT检查　可判断有无肺癌及淋巴结转移。

（3）痰细胞学检查 找到癌细胞即可诊断。

（4）纤维支气管镜检查 可见到病变并进行活检。

（5）转移灶活组织检查 可取颈部、锁骨上、腋上淋巴结做活检，以明确诊断。

（6）胸腔积液 查找癌细胞。

【治疗原则】

体外循环下实施全肺切除，此种手术方法是在心脏不停跳、不减少心肌供血的情况下做全肺切除，减少手术中min离血管时破裂出血的风险，较为安全。对以往由于肿瘤侵犯大血管，特别是肺动脉，不能解剖出一段肺血管而放弃手术的患者开辟了一种新途径。

【护理要点】

1.术前护理

（1）心理护理 耐心回答患者提出的问题，做好术前指导，消除患者紧张、恐惧心理，以避免情绪过于激动、兴奋而影响呼吸、循环功能。

（2）了解患者心、肺、肝、肾功能，并了解患者有无凝血功能异常，检查凝血酶原时间，术前3天停止服用所有抗凝药物。

（3）术前测体重并记录，以供述中根据体重计算血容量，应用肝素和鱼精蛋白的药物剂量。

（4）术前1周指导患者做深呼吸及腹式呼吸，每日2—3次，每次3～5分钟，训练有效咳嗽方法，术前3—5天给予预防性抗生素静滴，以控制肺部感染。

（5）做好抢救药物及仪器准备，此外，备好鱼精蛋白、肝素、止血药、纤维蛋白原等。

2.术后护理 患者手术回监护室，应专人进行护理，及时观察病情变化，是预防术后并发症、提高治愈率的关键。

（1）生命体征的监测 监测患者的呼吸、血压、心律、心率，观察微循环及意识状态等。

（2）呼吸系统的护理

①患者手术后回监护室，短时间用呼吸机辅助呼吸，认真观察患者呼吸动度，根据血氧min压及血氧饱和度，及时调节呼吸机参数。患者完全清醒后，自主呼吸正常，肌力恢复，即停用呼吸机。

②保持呼吸道通畅，定时观察呼吸并呼唤患者，以免因麻醉药后遗作用，造成呼吸暂停而导致窒息。

③注意协助患者咳嗽排痰，及时清除呼吸道分泌物是预防肺部并发症的主要措施。在护理中，鼓励主动咳嗽，及时辅助排痰，给予拍背，指压环甲膜和环甲膜穿刺及雾化吸入；酌情应用祛痰药物；若无力咳痰者，可采用鼻导管吸痰、纤维支气管镜吸痰，但一定要在无菌操作下进行。

（3）胸腔引流管的管理及出凝血的观察　首先要保持胸腔引流管的通畅，准确记录单位时间内引流液的量、颜色及性质。妥善固定胸管，引流管半夹闭，采取半卧位，便于引流。出血过多时，可给予止血药，及时补充新鲜血。

（4）准确计算24h出入量，严格控制输液速度、输液量，以防止肺水肿及心衰。

（5）术后联合应用足量、高效广谱抗生素，控制肺部并发症。

【出院指导】

（1）预防感冒，加强营养　术后伤口愈合良好，拆线出院；可适当户外活动，不可到公共场所，以免感冒；应多进营养食物，以增强机体抵抗力。

（2）加强患侧肢体锻炼（可用患侧手越过头顶摸对侧耳朵），半年内不得从事重体力劳动。

（3）加强肺部功能锻炼，每天做深呼吸、咳嗽以增加肺活量，促进肺膨胀。

（4）宣传预防保健知识，戒烟戒酒，及时治疗肺部慢性疾病，以免加重肺部感染。

（5）术后1月携带病历来院复查。

第三节　心脏移植术

将一个个体的器官或组织植入另一个个体，称为“移植”。在过去的二十几年中，心脏移植已成为终末期心脏患者的有效治疗方法。随着免疫抑制疗法的改善、排斥反应诊断水平的提高、外科技术的完善、心肌组织保护方法的改进，以及在诊治长期免疫抑制所致的感染和恶性肿瘤方面的进展，心脏移植得到了广泛的认可，移植的短期和长期效果得到了很大的提高。

【适应症】

由于不可逆的广泛左心室心肌损害，导致顽固的慢性充血性心力衰竭，经内科各种治疗无效，也不能用标准心脏手术矫治的终末期心脏病患者。其具体指征为：①心功能4级；②年龄小于50岁；③与供体ABO血型相符；④射血min数小于0.2或0.15.

【供体心脏选择】

（1）供必须符合以下条件

①血流动力学稳定，仅用小剂量正性肌力药物支持正常的血压（多巴胺＜10ug/kg·min），CVP＜10cmH_2O。

②无冠心病危险因素及其他心脏病史。

③排除活动性感染，如细菌、真菌、病毒感染等。

④与受体ABO血型相符合。

⑤超声心动图示整体和局部心室正常，房室瓣和半月瓣功能正常，心脏内无较大的结构异常。

⑥除ST段和T波改变外，心电图正常（脑外伤患者可见ST段和T波改变。）

⑦预计供心射血时间最好少于4—6h，取心时肉眼检查供心正常。

⑧男性年龄小于40岁，女性年龄小于45岁，体表面积大于受体体表面积的70%，供心与受者心脏大小大致相似。

⑨无滥用药物史及心搏骤停史。

⑩符合脑死亡标准，家属同意捐献心脏。

【护理要点】

1.术后延期处理患者要在单人病房护理，室内严格消毒。医务人员进入房间要戴口罩』帽子，穿无菌隔离衣，禁止其他人员进入。护理工作要严格无菌操作，连续做血尿样细菌培养。患者病情稳定后，外出要戴口罩，术后要用有效的抗生素预防感染。

2.循环功能监测

（1）连续心电导波观察，及时发现心律失常。

（2）连续监测动脉压、左房压及中心静脉压和心电示波，避免血压波动，及时纠正心律失常与心功能不全。

（3）维持足够的血容量，保持循环功能稳定术后补液应参考动脉压、CVP、肺楔压、心排血量、尿量、引流量及化验检查。一般成人每日总量不超过1800mL。血球压积宜维持30%—35%，若低于30%，适当输全血。术后24—48h可给予白蛋白和利尿剂，以排出体内过多的水潴留。

（4）术后早期给予正性肌力药物，保持循环功能稳定，术后高血压可增加心肌耗氧量，可应用硝普钠维持血压。

3.呼吸系统的监测

（1）呼吸道管理　术后应用呼吸机辅助呼吸，根据血气分析结果调整呼吸参数，待患者清醒，自主呼吸平稳，循环功能稳定后拔除气管插管。多数心脏移植中心考虑尽早拔气管插管以减少肺感染的风险。

（2）及时清理呼吸道分泌物　保持呼吸道通畅，预防肺部并发症，术后肺部感染是早期死亡的主要原因。

（3）拔管后继续应用湿化氧气数天　鼓励患者咳嗽排痰，防止肺不张。

（4）术后应经常摄正位胸部X线片　目的是了解双肺复张和胸腔内渗液情况。

4.肾功能监测　术后注意监测患者的尿量（成人＞30mL/h，儿童＞1mL/kg·h），血尿素氮和肌酐水平的变化。

5.预防感染　最大限度地减少免疫抑制剂用量，预防性应用抗生素；对巨细胞病毒（CMV）感染，可考虑使用Gmmiclovis。Dium治疗；针对霉菌感染应用两性霉素B。

6.排斥反应的观察　用免疫抑制剂，观察有无排斥反应。排斥反应的临床表现是逐渐加重的咳嗽、气短、动脉血氧饱和度下降，心电图QRS波电压降低及心功能不全。

第四节　全肺切除合并上腔静脉置换术

【概念】

肺癌中晚期，癌肿合并淋巴结转移融合成团，包绕压迫上腔静脉或癌肿直接侵犯上腔静脉，出现上腔静脉阻塞综合征（SVCS）表现，严重者出现脑静压增高和颅内压增高，危及生命。近年来，实施肺癌切除手术的同时，行上腔静脉置换术或旁路手术，使症状缓解，改善生活质量，提高生存率。

【病因】

肺癌发生的原因尚不完全明确，但与大量吸烟、空气污染、电磁辐射、职业致癌因子等诱发因素有关；人体内在因素，如免疫状态、代谢活动、遗传因素、肺部慢性炎症也可能对肺癌发病有影响。

【临床表现】

肺癌的临床表现与癌肿部位、大小、是否压迫侵犯邻近器官以及有无转移等有关。早期可有刺激性干咳、痰中带血丝，继而出现发热、胸闷、胸痛、咳嗽加剧。侵犯上腔静脉后，出现呼吸困难、颜面浮肿、颈静脉怒张、口唇发绀及眼睑淤血、上半身静脉压升高等上腔静脉阻塞综合征表现。

【辅助检查】

（1）X线检查 诊断肺癌的重要手段之一。

（2）CT检查 可判断有无肺癌及淋巴结转移。

（3）癌细胞学检查 找到癌细胞即可诊断。

（4）纤维支气管镜检查 可取活组织进行活检、病理分型。

【护理要点】

1.术前护理

（1）心理护理 大多数患者担心手术及麻醉意外的发生，对手术后果难以预料，均表现焦虑、恐惧感，影响休息睡眠。针对不同情况，护士应热情关心，多于患者沟通交流，提供患者医疗护理成功方面的信息，用娴熟的技术赢得患者的信任，树立战胜疾病的信心。

（2）术前一般检查及护理 患者入院后应详问病史，做好全麻术前准备，了解患者心、肺、肝、肾功能，有无凝血异常，检查凝血酶原时间，准确测量体重，为术中应用麻醉药及计算血容量、术后补液提供依据。

（3）密切观察SVCS症状进展情况及监测生命体征的变化SVCS患者均有平卧时气短情况，尤以夜间为重，可取头高足低位，使纵隔下降，胸腔扩大，增加肺通气量，改善呼吸困难，减轻脑缺氧，同时给予低流量吸氧。剧烈咳嗽、呼吸困难及口唇发绀较重时，可给氧流量6～8L/min，注意呼吸、心率、血压的变化并做好记录。注意，测血压时应以左上肢为准，因上腔静脉血流受阻，静脉压增高，右肢动脉压也增高。在建立静脉输液通道时，应选择下肢静脉输液，避免加重SVCS症状及静脉炎的发生。

（4）合理营养及皮肤的护理 患者应卧床休息，给予营养丰富的低盐饮食，注意控制钠盐摄入量，以减轻身体上半部水肿。由于患者颈面部肿胀及结膜充血使皮肤抵抗力下降，易受损伤及感染，需加强皮肤黏膜护理，保持床单的干净平整，患者定时翻身、活动，皮肤保持干燥清洁。眼睛分泌物多者，给予眼药水冲洗、消炎。

（5）术前肺功能锻炼 指导患者学会正确咳嗽、排痰及进行深呼吸锻炼，每日进行3次锻炼，以增强肺活量，改善呼吸循环功能，提高术后咳嗽、排痰、胀肺的效率，预防肺部并发症。

2.术后护理

（1）密切观察生命体征变化 观察患者呼吸、循环系统等方面的表现，如呼吸节律、深度、肺部呼吸音情况，定时监测动脉血氧分析及经皮测指端血氧饱和度。由于手术创伤大，患者心脏应激性增强，低氧血症使心肌缺血缺氧，易诱发心律失常，因此，应密切观察心律、心率变化，分析异常心电波形并及时处理。护士应掌握动脉血氧分析、水电解质的正常值及意义，了解急性呼吸循环衰竭的早期表现以及时抢救处理。

（2）密切观察并记录SVCS改善情况及严格控制出入量每小时测量中心静脉压，维持在0588－0.981 kPa；观察颜面、上半身水肿消退情况；遵医嘱给予利尿药物以缓解体内液体滞留，促进局部水肿消退，减轻心脏前负荷；控制进入量及钠盐摄入量，注意在静脉输液时控制输液速度，避免造成肺水肿及心衰发生，准确计算出入液量并记录。

（3）呼吸道管理 及时清除呼吸道分泌物，保持呼吸道通畅是缓解SVCS症状、预防肺部感染的重要措施。在护理中做到主动咳嗽与辅助咳痰相结合。主动咳嗽是嘱患者以腹式呼吸为基础，在吸气末时引发咳嗽；辅助咳痰措施有超声雾化吸入及手法拍背助咳，酌情予以祛痰药，雾化吸入时可给予一定剂量的抗生素及蛋白溶解酶，以消炎祛痰；湿化气管及稀释痰液，配以翻身拍背，使气管内分泌物便于排出。

（4）胸腔引流管的管理及出、凝血的观察 患者出血量与一般开胸手术不同，出血量多少与术中止血情况，与残存体内的肝素在一定时间内所发挥作用及术后次日起服用抗凝药有关。因此，保持胸管通畅，及时、准确记录单位时间的引流量及性质，每30分钟挤压1次胸管，观察引流液的浓度，计算累积量，若出血过多，及时输血补液，防止出血性休克。

【出院指导】

SVCS患者行上腔静脉置换术后，上腔静脉压力降低，血流缓慢，且管腔容易受压，易导致血栓形成，使管腔再度闭塞。因此患者在术后第二天起服用潘生丁25 mg，每日2次，复方丹参片3片，每日3次，抗凝半年，并嘱患者定时复查凝血酶原时间，警惕出血先兆，如大面积瘀血或鼻衄、月经过多等情况，及时复诊，调整抗凝药物用量，保证抗凝治疗安全有效。

第十四章　泌尿外科疾病

第一节　肾输尿管结石

尿路结石是泌尿外科最常见的疾病之一，且复发率高，其中又以上尿路（肾和输尿管）结石最常见。

【病因】

部分肾结石有明确的病因，如甲状旁腺功能亢进、肾小管中毒、海绵肾、痛风、异物、长期卧床、梗阻和感染等，但大多数含钙结石原因不明。根据上尿路结石形成机制的不同，分为代谢性结石和感染性结石。

【临床表现】

肾和输尿管结石的主要表现是与活动有关的肉眼或镜下血尿和疼痛。

（1）结石越小症状越明显。肾盂内大结石及肾盏结石可无明显症状，表现为活动后镜下血尿及上腹或腰部钝痛。

（2）结石引起肾盂、输尿管连接处或输尿管完全性梗阻时，出现肾绞痛及放射痛，疼痛剧烈难忍，为阵发性，伴大汗、恶心、呕吐。

（3）结石伴感染时可有尿频、尿痛症状；继发急性肾盂肾炎或肾积脓时，可有发热、畏寒等全身症状。

（4）双侧上尿路结石引起双侧完全性梗阻或独肾上尿路结石完全性梗阻时，可导致无尿、肾功能衰竭。

【辅助检查】

（1）尿常规检查镜下血尿。

（2）影像学检查。

①泌尿系平片　95%以上结石能在乎片中发现。

②B超　能发现平片不能显示的小结石和透X线结石，也能显示肾结构改变和肾

积水。

③静脉肾盂造影 了解肾结构和功能改变，有无引起结石的局部因素如畸形、梗阻等。

④逆行肾盂造影 仅用于其他方法不能确定时，

【护理要点】

体外冲击波碎石（ESWL），以安全、高效、痛苦小、无须住院、迅速康复等特点越来越受到患者的青睐，目前90%的尿路结石都通过ESWL治疗。其护理措施如下：

（一）术前护理

（1）完善术前常规检查 预约ESWL。

（2）肠道准备 嘱患者术前一天晚口服缓泻剂，术日晨起禁食。若下午碎石，当日中午禁食，减少肠道积气，以利结石显影和预防消化道出血。

（3）嘱患者术前40分钟饮水500 mL，以利碎石和保护肾脏。

（4）心理护理 对患者态度和蔼、耐心，向患者介绍碎石原理、机器的优良性能，告知治疗过程约需1 h左右，以及可能出现的术后并发症的概率，解除患者的紧张恐惧心理。教患者缓解紧张情绪的方法，如缓慢深呼吸、数数等。

（5）播放旋律优美的音乐，使患者在比较放松的状态下接受治疗。

（6）对小儿和精神极度紧张的成人患者，可适量给予镇静剂。

（7）合并心律失常的患者给予心电监护，并备齐抢救物品及药品。

（二）术中护理

（1）过程患者的面色、表情、呼吸、脉搏变化，对感觉疼痛的患者给予安慰、鼓励，教患者缓解疼痛的方法，如握紧拳头或集中精力听音乐等。

（2）对术中疼痛较重或伴恶心呕吐的患者，应暂停治疗，遵医嘱给予止痛剂。

（3）严密观察心率、心律变化，发现异常及时处理。

（三）术后护理

（1）多饮水 保证每日尿量在2000 mL以上。若存在饮水困难，应给予静脉补液。

（2）适量运动 适当增加体力活动可帮助排石，但运动量过大有促使结石急速排出造成梗阻的危险。因此，巨大肾结石或孤立肾结石患者碎石不宜立即剧烈活动。

（3）体位引流 一般结石在碎石后无须特殊体位，肾下盏结石因解剖因素难以排出。这种情况可让患者经常采取头低脚高位，并叩击腰背部以利碎石片排出。蹄铁形肾因肾盂位于肾脏前面，肾结石患者在碎石后宜采取俯卧位。其他特殊情况也可根据其解剖特点取适当体位引流。

（4）遵医嘱给予解痉剂、抗生素、排石药物等。

（5）嘱患者收集排出的结石送检，做结石分析。

（6）嘱患者碎石后与医师保持密切联系，以备出现绞痛、尿路梗阻等并发症，及时处理。

（7）碎石后复查　碎石后第三天复查X线平片或B超。若结石已消失，治疗到此为止；若结石尚未排净，碎片小于4mm者，继续保守治疗，3个月复查；3周后，碎片大于4mm时，根据具体情况决定再次碎石或采取其他治疗方法。

【健康指导】

因尿石症复发率很高，所以预防复发至关重要。

（1）每日饮水大于2000mL（8－10盖杯），保证每日尿量约2000mL。

（2）适量食用柑橘类水果，增加尿中柠檬酸钾的含量，抑制尿中晶体的生成。

（3）每日食用食盐应少于5g。

（4）除患者具有明确的高钙尿症，一般患者不必忌牛奶、豆类等含钙食物。

（5）尿路结石治愈后半年，须例行泌尿系统B超检查，一年内行腹部X光平片检查。

（6）收集排出的结石粉末，并送来检验，根据以下分析成分确定具体的防治方案。

①草酸钙结石　忌食菠菜、番茄、芦笋、浓茶、胡萝卜、巧克力、各种干果（松子、核桃、栗子、花生等）、草莓、大黄、麦麸。

②尿酸结石　忌食动物内脏和酒类、限食肉、鱼类，每日不超过100g，少食花菜、蘑菇，碱化尿液。

③磷酸铵镁和碳酸钙混合结石　控制尿路感染，服用食醋，酸化尿液。

④磷酸钙结石　忌食南瓜子、咖啡、浓茶。

第二节　前列腺增生

【概念】

前列腺增生亦称“前列腺良性肥大”，是老年人常见病。

【病因】

与老年人性激素平衡失调有关。

【临床表现】

一般在50岁以后出现症状，症状决定于梗阻病变程度发展的速度，以及是否合并感染和结石。尿频是前列腺增生病。最初出现的症状为进行性排尿困难，是前列腺增生最重要的症状，梗阻加重达一定程度，排尿时不能排尽膀胱内全部尿液，出现膀胱残余尿，过多的残余尿可使膀胱失去收缩能力，逐渐发生尿潴留，并可能出现尿失禁。前列腺增生合并感染时，亦可有尿频、尿急、尿痛等膀胱炎现象，有结石时症状更为明显，并可伴有血尿，晚期可出现肾积水和肾功能不全病象。

【辅助检查】

尿流动力学检查，膀胱残余尿测定，膀胱镜检查，泌尿系造影，超声检查。

【护理要点】

（一）术前护理

（1）充分了解患者各方面的情况，配合医生做好患者的心理护理。前列腺增生绝大部分为老年人，许多患者体质较差，自理能力较低，护士要耐心向患者介绍手术方法的安全性及预后，同时也要告诉患者，在治疗过程中可能出现的一些症状，使患者有良好的心理准备，以解除其顾虑及恐惧感。

（2）对于长期卧床患者，要协助其床上活动，防止发生压力性损伤和并发症，增加营养，增强身体抵抗力。

（3）怀疑有泌尿系感染的患者，静脉应用抗生素或进行膀胱冲洗。

（4）保持大便通畅，鼓励患者多吃蔬菜、水果，必要时服用缓泻药物，如杜尼克、通便灵等。术前可给予灌肠1次。

（二）术中护理

接通电源，微机操作开始后，观察患者对治疗的反应。患者局部热感、尿意，多数患者可以耐受，向患者解释为正常现象，这种情况多发生在温度逐渐上升阶段，达到治疗温度后可以逐渐缓解。另外，在治疗过程中，由于局部刺激作用，患者有尿频、尿急或有便意。此时，嘱患者不要紧张，不要排尿、排便。有尿时，尿液会通过尿管流入尿袋，要让患者尽量减少排尿动作，减少出血现象的发生。

（三）术后护理

（1）密切观察生命体征　术后严密监测血压、心率，对术前有心、肺功能欠佳及术中较多出血者设心电监护，观察记录血压、脉搏，每30分钟1次，待病；隋稳定后酌情测量。

（2）术后注意观察孩子有无排尿不畅和血尿　由于前列腺血管丰富，出血一般多在术后24h内发生，术后遵医嘱持续膀胱冲洗，密切观察引流液的颜色、量。如出现引流液量少于冲洗液量或突然加深为鲜红色，须高度警惕，及时处理，防止血块阻塞尿管。

（3）由于术后留置尿管，膀胱造瘘及膀胱冲洗极易并发尿路感染，术后常规使用抗生素，保持尿液引流和冲洗系统无菌。妥善固定尿管及引流袋低于膀胱水平，保持尿道口清洁，每日用1：1000新苯扎氯铵棉球擦洗尿道口2次。

（4）由于手术后对后尿道的创伤，致使局部组织反应性增强，加上留置气囊导尿管牵引压迫及术后持续膀胱冲洗的刺激，常常引起膀胱阵发性痉挛疼痛，患者烦躁不安、痛苦难忍时，及时报告医生处理。应用哌替啶、黄体酮、654–2，吲哚美辛栓等止痛药物，也可术毕安装止痛泵。

【健康宣教】

（1）向患者及其家属讲明术后保持大便通畅的重要性，避免用力排便而继发出血，术后3～5天避免灌肠、肛诊，并嘱患者多食蔬菜水果。

（2）指导并协助患者翻身，预防发生压力性损伤，协助患者拍背，并教会其有效可视、咳痰，预防发生坠积性肺炎。

（3）鼓励患者早期下床活动，循序渐进，下床活动时，要有专人协助，防止发生直立性低血压，避免摔倒，防止发生意外。

（4）尿管前，间断夹闭尿管，定时放尿，形成反射性膀胱，锻炼膀胱功能，避免拔管后引起急性尿潴留或尿失禁。

（5）出院后1个月内防止便秘，多食水果、蔬菜。

（6）注意排尿情况，如有尿线细，排尿费力应及时就诊。

（7）每日饮水1500～2000mL，上午多饮，下午少饮，以免夜尿增多，影响睡眠。

（8）增加营养，增强抵抗力，以利康复。

第三节　肾脏移植术

【概念】

将一个个体的器官或组织植入另一个个体，称为“移植”。肾移植是终末期肾病最理想的治疗方法。

【肾移植适应症】

肾小球肾炎、慢性肾盂肾炎、遗传性肾病、糖尿病肾病、肾肿瘤等原因引起的终末期肾病。

【肾移植种类】

自体肾移植、同种异体、肾移植、异种肾移植。

【供体选择】

活体供者，又分为亲属供体与非亲属供体两种；尸体供者。

【护理要点】

（1）做好心理护理，向患者讲清手术的必要性及术后注意事项，并指导患者学会床上大小便。

（2）术前除做好常规检查外，还应做好尿肌酐、尿素氮、供血者血型、淋巴细胞素试验、HCA位点配型等。

（3）术前备皮后，用1∶1000苯扎溴铵溶液消毒皮肤，然后用消毒大单包裹全腹部。

（4）术前常规透析和输血200—400 mL。

（5）术前口服免疫抑制药物，以做抗排斥准备，同时应用罗士芬等抗生素预防感染。

（6）患者送手术时，带入药片包括甲泼尼龙、呋塞米注射液、地塞米松罗士芬、肾保液。

（7）做好病房的清洁消毒工作，病房彻底清洁后，用乳酸甲醛溶液＋高锰酸钾熏蒸消毒，准备好消毒床单位。

（二）术后护理

（1）了解患者一般情况，手术经过、尿量多少、补液量及补液速度、激素用量等，并及时执行各项术后医嘱。

（2）患者回病房后，24h专人监护，进行心电监护，严密监测体温、脉搏、呼吸、血压，记录每小时尿量。

（3）术后第一个24h内补液原则：排尿量＜200mL/h时，应控制补液速度；排尿量为200～500mL/h时，补液量等于尿量；排尿量＞500mL/h时，补液量为尿量的70%。

（4）取平卧位，移植侧下肢屈曲15° －25° ，减少切面疼痛和手术血管吻合处张力，以利愈合。

（5）观察切口渗血情况有无外科并发症，如切口出血、血肿、尿瘘、淋巴瘘、肾破裂等。

（6）术后肠蠕动恢复，肛门排气后，给高热量、高蛋白、高维生素、易消化的软食，鼓励患者多饮水。

（7）准确记录24h出入量，每日早、晚各测体重1次，并做好记录。

（8）应用大剂量免疫抑制剂时，注射部位要严格消毒，并保持皮肤清洁、干燥。

（9）加强基础护理，预防呼吸道感染，鼓励患者做深呼吸；痰液黏稠者，给予雾化吸入。

（10）移植后1个月内，重点观察急性排斥反应的发生，防止感染，严格执行无菌操作，加强病室消毒隔离，注意口腔卫生。

【健康教育】

（1）指导患者每日行口腔护理2次，每次食后用硼砂溶液漱口，大便后用高锰酸钾坐浴。

（2）移植后1个月内家属不允许携带物品入病室。如两人合居一室，应做好床边隔离，以免交叉感染。

（3）患者如外出检查、治疗，需穿好隔离衣，戴好帽子、口罩。

（4）患者衣裤、床单等，均需高压灭菌后使用。移植后1个月内每日更换1次，如有污染和潮湿，应立即更换。

（5）指导患者按时服用各种免疫抑制药物，同时观察有无药物副反应发生。

（6）指导患者记录尿量和测量血压，并定时进行化验检查，主要观察血肌酐、尿素氮及环孢素A浓度。

（7）嘱患者出院后，避免到人群密集的场所，并注意预防交叉感染，预防感冒。

（8）嘱患者加强营养，给高热量、高维生素、高脂肪，低盐或无盐饮食，增强机体抵抗力。

（9）嘱患者定时到医院复查，指导患者每日检查移植肾，注意有无肿胀，质地变硬、压痛等；如有异常及时到医院做超声检查。

第四节　精索静脉曲张

【概念】

精索静脉曲张系精索的静脉回流受阻或瓣膜失效血液反流引起血液淤滞，导致蔓状静脉丛迂曲扩张。

【病因】

静脉壁及其周围结缔组织薄弱或提睾肌发育不全，静脉瓣膜缺损或关闭不全；左侧精索内静脉行程长并呈直角进入肾静脉，静水压力高；左精索内静脉可能受乙状结肠压迫；右髂总动脉压迫左髂总静脉。

【临床表现】

患者站立时阴囊胀大，有沉重及坠胀感，可向下腹部，腹股沟或腰部放射，行走劳动时加重，平卧休息后减轻。

【辅助检查】

多普勒超声听诊、红外线、接触性阴囊测温、B型超声检查及精索内静脉造影等。

治疗新进展　常用手术为硬膜外麻醉下精索内静脉高位结扎术。近年来治疗有了新进展，行全麻下经腹腔镜精索静脉高位结扎术，此手术对患者创伤小、痛苦小、住院时间短、手术效果好。

【护理要点】

（一）术前护理

（1）心理护理　患者大多是一些年轻的不育患者，心理负担及家庭压力较大，担心术后仍然会不育。针对这种情况，应耐心地向他们讲解该病的预后情况，稳定患者的情绪，鼓励其树立战胜疾病的信心，积极配合治疗。

（2）术前晚嘱患者服用镇静药，保证足够的休息；术日晨给予灌肠1次，肌肉注射阿托品0.5 mg苯巴比妥钠0.1 mg。

（二）术后护理

（1）全麻术后去枕平卧6h，未完全清醒患者，头偏向一侧，避免呕吐物误吸引起呛咳甚至窒息。同时给予氧气吸入，心电监护，观察生命体征变化。

（2）全麻气管插管致呼吸道分泌物多黏稠，痰液不易咳出，同时患者自感咽部干燥疼痛不适，给予雾化吸入，协助患者将痰咳出，保持呼吸道通畅。

（3）术后绝对卧床24h，观察腹部切口渗血情况，注意有无继发出血。如刀口渗血较多，应局部沙袋加压或冰袋冷敷，同时给予止血药物。

（4）术后患者腹胀，胃肠功能未恢复者，应禁食；嘱患者在床上做适当运动或下床轻度活动。腹胀未减轻者，遵医嘱肌肉注射新斯的明或新斯的明足三里封闭。

【健康教育】

（1）患者出院后，禁止做剧烈运动，避免长时间站立或下蹲。

（2）定期复查精液常规。

第十五章　神经外科疾病

第一节　颅脑损伤

【急救处理】

1.保持呼吸道通畅，清除口鼻异物，给氧，必要时行气管插管或气管切开，使用呼吸机辅助呼吸等。

2.抗休克，妥善处理伤口，局部加压包扎止血。

3.预防脑疝，快速静脉滴注甘露醇以降低颅内压。

4.配合做好辅助检查（X线、CT）。

5.做好抢救记录。

【病情观察】

1.意识状态　意识变化可反映脑损伤的程度及病情演变的情况。常见的意识障碍有：①嗜睡　处于睡眠状态，大声可唤醒，但很快又入睡；②浅昏迷　呼之不应，对强烈刺激如压眶等有反应；③深昏迷　对各种刺激均无反应，各种反射均消失。颅脑外伤患者应特别注意有无中间清醒期，即伤后昏迷，清醒后再昏迷，则提示有硬脑膜外血肿。

2.瞳孔变化　瞳孔变化是颅脑损伤患者病情变化的重要体征之一，如一侧瞳孔进行性散大，对光反应迟钝或消失，并伴有意识障碍，则提示有脑受压及脑疝。如双侧瞳孔大小多变、不等圆、对光反应差，为脑干损伤的特征；双侧瞳孔散大固定，深度昏迷，是患者临危征象。

3.生命体征　应定时观察，如血压进行性升高，脉搏缓慢而有力，呼吸深而慢，提示颅内压升高，警惕有颅内血肿或脑疝形成，应立即处理。如血压下降、脉搏快而弱不规则，提示脑干功能衰竭。脑挫裂伤及蛛网膜下腔出血，多有体温升高，一般在38－39℃之间。

4.肢体活动 注意观察有无自主活动，活动是否对称，有无瘫痪。

5.头痛、呕吐 剧烈头痛、频繁呕吐，提示颅内压增高，警惕发生脑疝。

【降颅内压】

1.安静休息 采用头抬高15° ~30° 卧位，持续或间歇吸氧。

2.应用脱水剂和糖皮质激素 首选20%甘露醇。

3.需手术者做好术前准备。

4.控制液体输入量及液体输入速度 成人1000—2000mL/日为宜，输液速度15~20滴/min，保证尿量600mL/日以上。

5.高热的处理 物理降温，戴冰帽、冰毯、酒精擦浴等，必要时遵医嘱应用退热药。

【预防感染】

1.预防颅内感染

(1)头皮损伤和颅底骨折需注意TAT和抗生素，以预防感染。

(2)有脑脊液耳漏和鼻漏者避免堵塞、冲洗滴药；避免经鼻腔置胃管、吸痰；避免用力屏气排便、擤鼻涕等动作；禁止腰穿，以防颅内压骤然升降，使外漏之污染脑脊液返流引起颅内感染或外伤性气颅。

2.预防肺部感染 定时翻身，拍背吸痰。

3.预防压力性损伤 定时翻身，按摩受压骨突处，加强全身营养。

4.预防泌尿系感染 做好会阴及导尿管护理。

【维持体液及电解质平衡】

加强营养，每日记录出入量，并监测电解质情况以调节液体输入量。昏迷患者无呕吐，肠鸣音正常，发病3~4天后可给予鼻饲补充营养。

六、做好术前准备

包括降低颅内压、剃除头发。颅内高压时禁止灌肠。

【注意安全，防止损伤】

必要时加床档、约束带，防止冷热损害。

【了解患者心理状态】

帮助其接受疾病带来的恐惧，并在适当的情况下，帮助患者学习康复的知识和技能。

第二节 神经外科立体定向术

【概述】

胸部立体定向手术是利用定向仪将操作器械，如脑针、电极、脑组织切割刀、吸引管等通过颅骨钻孔，放到脑深部某些结构中进行操作，目的是制造一个人工毁坏灶，改变脑功能以减轻或消除疾病症状；或放置电极进行电生理研究；或取出组织进行病理检查；或去除病灶，如清除血肿或肿瘤囊液等。

这种手术包括两个步骤：首先是定出目标结构（靶点）在空间的坐标位置，称“定位术”；第二步是按此坐标将操作器械放到靶点进行操作，称“导向术”。

【辅助检查】

术前需行CT或M III检查，即能准确地定位靶点，又可将靶点周围的脑组织结构清晰地显现出来。

【护理】

1.术前护理

（1）心理护理　由于手术在局麻下进行，局麻的弱点是止痛不完全，另外，在术中患者保持意识清醒，手术要在定向仪的引导下进行，患者会有一定的恐惧感。手术前，要耐心向患者解释手术过程，以征得其积极配合。同时，给以适当的心理疏导。对少数不能配合的患者，如有精神症状的患者，只能采用全麻。

（2）CT或MRI等检查，以精确定位。

（3）常规术前化验检查，如血常规、血小板及出凝血时间、胸透、心电图等。

（4）术前颅内压明显增高者，先应用20％甘露醇250mL脱水治疗，在降颅压处理的同时，应用地塞米松10—20mg，以提高机体的应急功能。

（5）对高血压脑出血的患者，术前要适当控制血压。已有呼吸道梗阻者，可先行气管插管或气管切开，以改善呼吸功能。

（6）术前其他常规准备，如剃头、禁饮食，苯巴比妥钠，阿托品肌肉注射，做青、普皮试，更衣等。

2.术后护理

（1）严密观察意识、瞳孔、呼吸、血压及肢体活动情况。

（2）对有引流管者，注意保持引流管通畅，观察引流液的颜色、性质和数量。

(3)术后可发生脑水肿，表现为颅内压增高症，头痛、恶心、呕吐，可用甘露醇脱水治疗。

(4)保持头部敷料干燥，严格无菌操作，应用抗生素，预防颅内感染。

(5)并发症的防治 颅内再出血是术后严重的并发症，可发生在硬膜外、硬膜下、脑实质内和脑室内出血等。术后要严密观察意识及生命体征变化，及早发现再出血。一旦病情变化，应对症治疗并及时复查CT。如血肿形成造成压迫症状时，立即行开颅手术清除血肿。

60高血压脑出血的老年人，由于抵抗力低、代偿能力差、动脉硬化等，术后要积极预防肺部感染、消化道出血等并发症，以提高治疗效果。

第三节 蝶鞍区肿瘤摘除术

【概念】

蝶鞍部肿瘤的种类较复杂，按发生部位的差异，分为鞍上、鞍内、鞍旁、鞍前、鞍后及鞍底肿瘤。鞍内肿瘤主要是垂体腺瘤；鞍上肿瘤主要是脑膜瘤、生殖细胞瘤、颅咽管瘤、上皮样囊肿、视交叉胶质瘤等；鞍前肿瘤主要是鞍蝶骨平台脑膜瘤；鞍底部肿瘤主要是蝶窦肿瘤等。

【临床表现】

鞍区肿瘤根据其生长部位不同而有不同的临床表现。

(1)最常见的组织是不对称视力障碍和视野缺损。

(2)额部同侧性头痛亦较常见，也有颞部或顶部疼痛。

(3)少数患者出现幻嗅、嗅觉减退或消失。

(4)部分患者出现内分泌障碍，表现为性欲减退、阳痿或闭经、毛发脱落、肥胖等。

【辅助检查】

头部CT及MRI，检查肿瘤所在的位置，查视力、视野，同位素检查，蝶鞍部拍片。

【护理要点】

1.术前护理

（1）心理护理 因患者对病情及手术中的情况不了解，会产生各种顾虑及焦虑而产生消极影响，故应及时细致反复地向患者做好解释工作。

（2）术前准备 向女性患者询问月经史，术前帮助患者锻炼床上大小便以及去枕平卧位，术前做好青普皮试，按全麻患者手术前准备。保证患者充足睡眠，保持好的精神状态，难以入睡的患者可根据医嘱给予乐啶0.4～0.8mg口服，也可饮用一杯热牛奶，保持良好的精神状态。

（3）术前备皮。

2.术后护理

（1）向医生了解术中患者情况，大致了解患者及肿瘤性质、部位、大小及失血量。术后6h按全麻术后护理，去枕平卧。根据医嘱给予吸氧，保持患者呼吸道通畅，观察神志、瞳孔、呼吸、血压的变化。

（2）合理应用抗生素及止血药物，防止患者术后出血及感染，适量应用激素减轻脑水肿。

（3）观察体温、脉搏、呼吸、血压的变化。术后1～2天有吸收热，一般不超过38.5℃，无需做特殊处理，术后5～7天是感染的高发阶段。如患者出现持续高热，应及时报告医生，严密观察生命体征及意识状态，有无剧烈头痛、呕吐的发生。

（4）全麻患者由于麻药副作用，可造成呕吐。向患者及其家属解释并做好示范。呕吐时，使头偏向一侧，以防止误吸。若呕吐物中有血丝，是因为手术时剥离上唇及鼻中隔黏膜，出血下咽所致。

（5）根据医嘱，持续面罩吸氧，患者全麻用氧可使通气功能改善，提高氧浓度，提高氧饱和度。

（6）术后3～4天，鼻腔少许渗液，可用无菌棉棒擦拭，严禁用毛巾、卫生纸擦拭，以防止造成感染，更严禁擤鼻，以防止造成脑脊液鼻漏，逆行感染。向患者及其家属做好解释，以取得配合。鼻腔渗液与脑脊液鼻漏鉴别如表15-1所示。若出现脑脊液鼻漏，及时报告医生，持续平卧，出现头痛等低颅压症状时，可静滴生理盐水500mL。

表15-1　鼻腔渗液与脑脊液鼻漏的鉴别脑脊液

脑脊液	鼻腔渗液
稀薄，清亮	黏稠
持续渗出，可成滴	渗出不持续，不成滴
化验，糖定性（＋）	糖定性（—）
抬高床头，渗出增加并头痛	渗出不增加无头痛

（7）严密、准确记录出入量，观察患者有无多饮多尿现象。手术中牵拉、损伤垂体柄及垂体后叶，可造成抗利尿激素分泌障碍，使尿量增多，严重者甚至尿崩，以不超过200 mL/h为宜。如超过应遵医嘱给予氢氯噻嗪50 mg口服，1日3次，效果好，尿量逐渐减少，2日后尿量恢复正常。

氢氯噻嗪为利尿剂，大剂量应用具有抗利尿作用。作用机理为，增加Na＋、Cl—的排出，造成负盐平衡，导致血浆渗透压降低，减轻口渴感，减少饮水量，也使细胞外容量减少，导致尿量减少。

若有尿崩，可用垂体后叶粉0.25 mL，皮下注射，从小剂量开始，逐渐加大剂量，协助医生做好生化检查，以防水、电解质紊乱。

（8）严密观察神志、瞳孔、呼吸、血压及体温变化，若有异常，及时报告主管医生。术后3日可有低热，一般不高于38℃，为手术吸收热，向患者及其家属做好解释。

（9）患者鼻腔塞满碘仿纱条，张口呼吸，可在口腔上敷一双层湿纱布，以清洁、湿润空气，平卧4～5天后，拔除碘仿纱条，可正常呼吸。

（10）患者术后6h禁饮食，6h后进水，次日进流质，2日后为半流质，3日后改为普食，多食高热量、高蛋白、高维生素食物，以补充营养。

（11）注意保暖，预防感冒，保持大便通畅，多食水果、蔬菜等粗纤维食物，便秘时用开塞露1—2支肛注，以防因打喷嚏或阵发性咳嗽，以及用力排便造成一过性颅内压增高，使蝶窦修补处出现漏口，造成脑脊液鼻漏。

（12）若有视力、视野异常，术后要与术前对比、观察疗效。

第十六章　骨外科疾病

第一节　骨科常用护理技术

【翻身】

翻身的目的是为保持患者舒适，预防压力性损伤，减少并发症，促进患者早日康复。

（一）截瘫患者的翻身方法

1.二人翻身法 适用于胸腰段骨折截瘫患者。

（1）从平卧改为侧卧位：患者仰卧，两臂交叉放于胸前，两名护士站在病床同一侧，一人托住患者肩部及胸部，一人托住腰部及双膝腋窝，二人同时用力将患者抬起，移近护士。移动时，注意保护和控制受伤肩部不得伸屈、扭转。然后二人分别扶托患者的肩、胸、腰、髋等处，将患者翻转成侧卧位。从肩到臀部要用枕头抵住。两足放木块顶住，保持踝关节功能位，防止垂足。

（2）从侧卧翻成平卧位：护士二人同样站在病床一侧，先将患者背后腿下垫的枕头及预防垂足木块移去，扶着患者的肩、胸、腰部以固定受伤的局部不动，使患者睡平。然后同样托住肩、下胸部、腰、双膝腋窝，将患者移到床中央，仰卧时，从膝下到踝部用软枕垫起，使两膝稍屈曲，足跟悬空，两脚用木块顶住，保持踝关节于功能位。

2.三人翻身法 适用于颈椎骨折高位截瘫的患者。因患者多行颅骨骨牵引，因此翻身时要有一人保护头部，注意颅骨牵引器不要碰撞床铺或栏杆而使牵引滑脱。三人动作要一致，始终保持头部与躯干成一条直线，不可扭转，屈伸颈部，以免加重局部损伤。其他两人站的位置及托着的部位与两人翻身法相同。不同点是在肩下垫小枕。无论平卧或侧卧都要使头略向后伸，并使颈椎与躯干成一直线，不向左右偏斜或扭转。

（二）脊椎骨折患者的翻身法

正确的翻身法是护士帮助患者翻身时，要保持受伤的局部固定，不弯曲、不扭转。如给一个伤在胸腰椎的患者翻身时，要用手扶着患者的肩部和髋部同时翻动，如伤在颈椎，则须保持头部和肩部同时翻动，以保持颈部固定不动，伤在颈椎的患者，也不可随意低头、仰头或向左右扭转。对于脊柱骨折患者不可随意给枕头。

【牵引】

牵引的目的是牵引关节或骨骼，使脱位的关节或错位的骨折复位，并维持复位的位置。牵引及固定关节，可减轻关节面所承受的压力，缓解疼痛，使局部休息。常用以治疗关节炎症、矫正畸形等。

（一）牵引法

1.皮牵引 是把胶布贴在皮肤上，通过牵引胶布作用在皮肤上，间接牵引肌肉与骨骼，故又称间接牵引。优点是：操作简便，患者痛苦少，对肢体损伤小。缺点是：不能承受太大的重量，一般不超过5kg。适应证：小儿或老年骨折患者、化脓性关节炎急性期、开放性截肢后促进伤口愈合、股骨粗隆骨折、股骨颈骨折。

2.骨牵引法 即在骨骼上穿针或用巾钳进行牵引，牵引力直接作用于骨骼，又称直接牵引。其优点是：承受力大，持续时间持久，效果确定。缺点：对患者具有一定痛苦和感染机会。适应证：颈椎骨折脱位或伴有神经损伤症状的高位截瘫；股骨颈囊内骨折手术前准备、股骨骨折；股骨粗碎性骨折；胫骨骨折及小腿开放性损伤；肱骨干骨折；肱骨髁上骨折伴有关节明显肿胀及肱骨髁部骨折。

（二）牵引的护理

1.设置对抗牵引 将床头或床尾抬高15—30cm，利用体重形成与牵引方向相反的对抗牵引力。

2.保持有效牵引 注意观察或检查牵引绳是否脱离滑轮的滑草；被毯衣物不应压迫牵引绳；牵引重量不能触地或中途受阻；牵引肢体远端也不能抵住床栏或枕被等而受到阻拦。皮牵引还应注意胶布有无滑移或松脱，颅骨牵引应每日将颅骨牵引弓的靠拢压紧螺母拧紧0.5-1圈，防止颅骨牵引弓松脱。

3.密切观察患肢血循环 包括肢端皮肤颜色、温度，桡动脉或足背动脉搏动及毛细血管充盈情况，指（趾）活动情况及患者的主诉，如有无疼痛、麻木感觉等。

4.皮牵引者 每周定期检查牵引肢体，如出现胶布过敏，局部麻疹、丘疹、红疹时可用海绵牵引套来代替，并嘱患者不可擅自撕下胶布，否则影响治疗效果。

5.骨牵引者　针眼处每日用75%酒精消毒1次，勿去除已形成的血痂，以防发生感染。

6.预防并发症

（1）防止肌肉萎缩与关节僵硬　协助并教会患者做有规律的功能锻炼。为防足下垂，可用脚托板托起，注意勿使盖被压在足背上。

（2）预防压力性损伤　凡骨突部位，要垫棉圈或气圈，每日用温水擦洗，然后用50%的红花油按摩，并保持局部干燥。

（3）防止坠积性肺炎　指导患者联系深呼吸、有效咳嗽，定时翻身拍背，鼓励咳痰。

（4）预防便秘　调节饮食，多食纤维素丰富的食物，并鼓励患者多饮水，必要时可给予缓泻剂。

【石膏绷带包扎的护理】

（1）对石膏固定的患者应进行床头交接班。

（2）石膏绷带包扎后，应待其自然硬化。在石膏未干前，尽量少搬动患者，不要用手指按压，以免石膏向内凸起，压迫局部组织。必须搬动时，应用手掌平托，为尽快促使石膏干燥，夏天可用电扇吹，冬天用烤灯烤。

（3）将患肢抬高，使患肢高于心脏水平20cm，以利于淋巴和静脉回流，减轻肢体肿胀。

（4）观察肢体远端血液循环，注意皮肤色泽、温度、感觉、活动及肿胀等情况。如有肢端剧痛、发绀或苍白、皮肤温度降低、感觉减退、不能主动活动或被动活动等，均是缺血的表现，可能由于石膏绷带压迫所致，应及时报告处理。

（5）保持石膏整洁，勿被尿、便、饮料及食物等污染，如有污染可用毛巾蘸肥皂及清水擦洗干净，擦洗时水不可过多，以免石膏软化变形。

（6）石膏绷带固定期间，应进行固定范围内的肌肉舒缩活动及固定范围以外的关节伸屈活动。

（7）拆除石膏绷带后，用温水清洗患肢，并用凡士林涂擦皮肤，鼓励患者进行功能锻炼。

【功能锻炼】

（一）功能锻炼目的

（1）改善全身机能状态。

（2）促进全身和局部血液循环。

（3）增强肌力，防止肌肉萎缩及软组织粘连。

（4）维持和恢复关节功能，预防关节僵硬及关节疼痛。

（5）调整运动的协调性。

（6）预防并发症，促进疾病康复。

（二）功能锻炼的基本原则

（1）凡不被限制活动的部位，都要保持活动，进行锻炼。

（2）应在医护人员的指导下进行功能锻炼，尽早开始，以患者主动活动为主，被动活动为辅，制动的关节要做肌肉等长收缩运动。

（3）功能锻炼是积极的，循序渐进的，活动量由小到大，活动范围逐渐加大，时间由短到长。

（4）锻炼应以使患者不感到疲劳，不使患处疼痛为度。

（5）影响治疗效果的活动应禁止。

（三）正常的关节功能位

1.肩关节：外展45°，前屈30°，外旋15°

2.肘关节：屈曲90°

3.腕关节：背伸20°~30°

4.髋关节：前屈15°~20°，外展10°~20°，外旋5°~10°

5.膝关节：屈曲5°左右

6.踝关节：0°

第二节　腰椎间盘突出症

【概念】

腰椎间盘突出症，指由于各种原因造成腰椎间盘的纤维环破裂、髓核突出、压迫硬膜囊或腰骶神经所引起的一系列神经受压症状和体征。此症是腰腿痛的常见原因。

【病因】

随着年龄的增长，纤维环和髓核逐渐发生退行性变，纤维环和椎间盘突出更易发生。积累伤力是椎间盘变性的主要原因，也是椎间盘突出的诱因。

【临床表现】

主要症状为腰痛伴坐骨神经痛。多数患者先有腰痛，反复发作，以后才出现坐骨神经痛。腰痛常位于腰骶部中线或略偏一侧。典型的坐骨神经痛是从下腰部向臀部、大腿后方、小腿外侧直到足部的放射痛，早期为痛觉过敏。病情较重者，出现感觉迟钝和麻木。直腿抬高试验和加强试验均为阳性，肌力和腱反射改变。

【辅助检查】

X线平片可协助排除其他病变。CT可显示骨性椎管形态，黄韧带是否增厚及椎间盘突出的大小、方向等。MBJ还可更清晰全面地观察到突出髓核和脊髓、马尾神经、脊神经根之间的关系。

【护理要点】

1.术前护理

（1）术前三日指导练习床上使用便器，以防术后因卧床不习惯而影响排便。

（2）掌握“三点式”“五点式”及直腿抬高等功能锻炼的方法，有利于术后进行练习。

（3）一般护理术前1日备皮并保护手术区皮肤，做皮肤过敏试验，沐浴更衣，术前晚服用安眠药，术前禁饮食6h，术前3分钟肌注麻醉前用药。

2.术后护理

（1）严密监测生命体征变化至平稳。去枕平卧6h，血压平稳后滚动翻身，翻身时保持胸腰臀呈一直线。

（2）禁饮食6h，6h后先进流质或半流质饮食，避免进甜食和牛奶。术后一日如无胃肠道不适可进普通饮食。

（3）观察切口渗血情况，保持切口敷料清洁干燥，以防切口感染。保持引流管通畅，避免引流管扭曲、打折、受压和脱落。2～3h挤压引流管一次，观察引流液的颜色、质量和性质。

（4）鼓励患者及早排小便，以防膀胱过度膨胀，逼尿肌无力发生尿潴留。

（5）密切观察双下肢的感觉、运动恢复情况，是否改善或加重。

七、健康教育

随时向患者讲解疾病的相关知识，术前检查的目的、术前准备、手术方法及术后注意事项，以取得患者配合。术后详细指导包括卧位、翻身、饮食的注意事项，引流管、切口、大小便，双下肢感觉运动的观察及功能锻炼等。术后第二天进行直腿抬高锻炼，以防神经根粘连。微创手术和腰椎间盘切吸术后脊柱稳定性好，术后2～5天可戴腰围下床活动。其他术式一般需卧床1—3个月，拆线后应进行“三点式”“五点式”功能锻炼，以增强脊柱稳定性。下床活动的，应佩戴腰围，保持腰部挺直，避免弯腰动作。休息时摘下腰围，以免使腰肌萎缩无力。出院指导：手术后3个月复查，3个月后可去掉腰围循序渐进活动，6个月恢复轻工作，避免重体力劳动，注意控制体重，不能久站、久坐。

第三节　颈椎病

【概念】

指颈椎间盘退行性变及其继发性椎间关节退行性变所致脊髓、神经、血管损害而表现的相应症状和体征。

【病因】

颈椎间盘退行性变，发育性颈椎管狭窄、损伤。

三、分类

（1）神经根性颈椎病。

（2）脊髓型颈椎病。

（3）椎动脉型颈椎病。

（4）交感神经型颈椎病。

（5）混合型。

【临床表现】

（1）神经根性颈椎病 表现为颈肩痛，并向上肢放射。检查可见颈部肌痉挛，颈部和肩关节可有不同程度的活动受限，有颈神经根受累的相应神经定位体征，上肢牵拉试验阳性，压痕试验阳性。

（2）脊髓型颈椎病 表现为四肢无力、行走、持物不稳为最早出现的症状。躯干有紧束感。随病情加重，发生自下而上的下运动神经元性瘫痪。

（3）椎动脉性颈椎病 临床表现有眩晕、头痛、视物障碍、猝倒等，当头部活动时可诱发或加重。

（4）交感神经型颈椎病 发病机制尚不清楚，临床表现较复杂，可有交感神经兴奋症状，也可出现交感神经抑制症状。

（5）混合型颈椎病 可有两种类型、多种症状同时出现。

【辅助检查】

X光片、脊髓造影、椎动脉造影、CT和MRI等影像检查。

治疗新进展 诊断明确经非手术治疗无效或反复发作，或脊髓型颈椎病压迫症：非进行性加重者适宜手术治疗。手术可min前路手术、前外侧手术及后路手术。近年来，微创手术开展较多，如经皮髓核切吸术，创伤小、恢复快、并发症少，但仅适宜于单纯间盘突出无椎管狭窄的患者。随着内置人物器械的改进，包括前路钢板和椎体间融合器的使用，减压术后椎体间融合率明显提高。

【护理要点】

1.术前护理

（1）心理护理 保持稳定情绪，积极配合各项治疗护理。

（2）适应性训练 前路手术术前3天试戴颈领，以增加术后适应感。后路手术者须术前练习床上大小便，掌握方法，避免术后便秘及尿潴留。

（3）指导练习 有效的咳嗽咳痰方法，戒烟，预防感冒。

（4）气管推拉练习 颈椎前路手术术前3天练习气管、食管推移训练，以利于手术顺利进行。嘱患者用食指、中指、无名指将气管向左轻轻推移过中线，每日数次，直至持续推拉10~20分钟能耐受，减少手术中不适感。

2.术后护理

（1）严密观察生命体征 呼吸困难是前路手术后最危险的并发症。应鼓励患者咳痰及做有效咳嗽，必要时可做雾化吸入、拍背，协助患者咳痰，保持呼吸道通畅。患者有憋气及伤口压迫感时，应判断是否有血肿压迫气管所致，并做好气管切开和手术准备。

（2）术后佩戴颈领颈部制动 不要做点头、摇头动作，严禁在坐位或半坐位时取下颈领，翻身时保持头颈肩呈一条直线，防止颈部扭曲。

（3）保持引流通畅 防止引流管扭曲、打折、脱落、阻塞，自上而下挤压引流管防止堵塞，注意观察引流液量及颜色、性质，观察刀口渗血情况，保持刀口敷料清洁、干燥。

（4）饮食指导 前路术后1～3天患者有吞咽疼痛，可给温凉流质饮食，观察有无饮水呛咳及声音嘶哑现象。

（5）注意观察四肢感觉运动情况 术后第一天指导患者功能锻炼。

【健康教育】

根据病情进行疾病相关知识教育，包括病因、临床表现、手术目的、术前准备的必要性和方法、手术方式及术后卧位、并发症的预防、功能锻炼指导等。前路手术患者术后5～7天可戴颈领下床活动；后路手术患者拆线后可下床活动。康复出院时嘱患者需佩戴颈领3个月，并防止受伤。3个月后复查，按X拍片结果决定是否去除颈领。去掉颈领后注意保护头颈部的正确姿势，不可过度仰头或突然转头；3个月内不能持肿物，半年内不能从事重体力劳动；加强营养，多食高蛋白、多纤维素及高钙食物。

第四节 人工全髋关节置换术

人工全髋关节置换是将根据人体关节的解剖特点，仿照关节的功能制成的人工假体植入体内，代替因疾病或损伤的髋臼与股骨头颈，起到原来髋关节的作用。

全髋关节置换术基本适应症为股骨头坏死、骨性关节炎、创伤性关节炎、股骨头骨折、类风湿性关节炎、化脓性关节炎、关节结核。

【护理要点】

1.术前护理

（1）正确评估病情及手术耐受力，制订预见性护理措施，对高龄患者更为重要。

（2）训练床上大小便，防止术后因体位不习惯而导致尿潴留和便秘。

（3）指导下肢功能锻炼方法，即踝关节背屈，绷紧腿部肌肉10S钟后放松，以此循环。

（4）一般护理 加强营养，禁烟，常规备皮、备血。

2.术后护理

（1）观察生命体征的变化，持续心电监护，监测血压、心率变化。

（2）保持正确的体位，防人工假体脱位。一防过度屈曲和伸直，术后在膝关节下垫一软枕；二防内旋，穿防旋鞋，保持患肢外展30° 中立位；三防患肢过度内收，两下肢之间放一软枕。

（3）该手术暴露广泛，术后渗血较多，密切观察引流液的量、色，保持切口负压引流通畅。如术后4～6h内引流量超过300mL，应立即报告医生，并做好输血准备。

（4）鼓励别人半卧位、深呼吸、咳嗽排痰、多饮水，按时协助抬臀，预防呼吸道和泌尿系感染及压力性损伤等并发症。

（5）术后第二天开始指导功能锻炼，防止下肢肿胀及血栓形成。

【健康教育】

根据患者的不同文化水平，讲解疾病的有关知识。认真详细向患者讲明保持正确体位、功能锻炼的方法、时间及重要性，使患者能积极配合治疗和护理。术后1～2天即可鼓励患者每天进行双下肢的股四头肌等长收缩及踝关节背伸、跖屈、跖伸展运动。术后2天可取半卧位，练习“三点支撑”，即抬臀练习。术后5～7天，他人扶助下患肢不负重练习床旁站立，逐渐扶双拐练习行走。出院后继续加强功能锻炼，避免患肢内收、外旋及过度屈髋，不能坐软沙发、矮板凳，不做盘腿、屈腿、提鞋等动作。术后3个月拍片复查确定弃拐时间。

第五节　膝关节镜技术

膝关节镜是一种集诊断、治疗为一体的内窥镜手术，它利用不同直径的显微镜，直接观察关节内的结构，能准确清楚地认识和观察关节、骨膜、半月板、软骨恶化韧带的疾病，并对病变进行清理和修复手术。适应症：半月板损伤、韧带断裂、游离的骨和软骨碎片、关节面破坏、关节内滑膜的炎症以及构成关节的诸骨对合不良。

关节镜是最近几年发展较快的一种具有检查和治疗作用的微创手术，其优点在于创伤小、恢复快，可早期下床活动，减少并发症。随着关节镜技术的不断发展完善，关节外科医疗临床经验不断提高，关节镜技术在提高患者生活质量、解除患者痛苦方面将起到更大的作用。近年来，关节镜对肩关节、肘关节、髋关节和踝关节等一些疾病亦得到了很好地应用。如腕管综合征、关节内游离体骨性关节炎、创伤性关节炎。

【护理要点】

一、术前护理

（1）心理护理 关节镜是一项较新的技术，很多患者对手术还不十分了解，担心治疗效果不好，而产生一些焦虑和紧张心理，针对这一问题实施心理护理，消除患者的顾虑，取得患者的配合。

（2）术前3天开始进行股四头肌收缩练习。

（3）皮肤护理 为了保证手术能够顺利进行，预防术后感染的发生，术前保护皮肤极为重要，如有破损、毛囊炎均不能手术，应报告医生给予处理。

二、术后护理

（1）回病房后应密切观察麻醉反应和生命体征的变化。有文献报道，关节镜术后可发生空气栓塞和脂肪栓塞，一旦出现呼吸困难，立即报告医生采取抢救措施。

（2）术后平卧位6h，抬高患肢15～20°，指导患者踝关节背屈，股四头肌收缩及直腿抬高训练等，以利于血液循环，减轻肿胀。

（3）术后1天可以下床活动（交叉韧带重建除外），患肢不负重。

（4）术后注意观察患肢足趾运动及疼痛、出血情况。如发生小腿肿胀和疼痛，应结合足背动脉搏动、足趾肤色、皮肤温度、患肢感觉、小腿肌张力情况，判断有无发生间隔综合征，以便及时处理。

三、健康教育

讲明练习股四头肌力量的重要性，股四头肌是维持膝关节稳定性的重要结构，膝关节的各种损失均会造成股四头肌萎缩。麻醉消失后开始活动足趾及踝关节。如疼痛不明显，可尝试收缩股四头肌。直腿抬高练习时，脚背屈同时伸膝并缓缓抬腿，使下肢抬高30°，坚持5—10S，5—10次/组，3组/日。根据医嘱做主动伸屈膝关节练习，下地行走时，避免患肢过早负重。康复出院时，继续以上功能锻炼，术后2～3周可负重行走。1个月后到医院门诊复查。

第六节　四肢骨干骨折、骨不连

【概念】

骨的连续性中断或完整性失去称“骨折”

【病因】

多由暴力或意外损失引起，如车祸、爆炸、跌伤、扭曲和压碎伤害，常会伴随周围软组织的损伤。

【临床表现】

1.骨折的特有体征

①畸形 骨折段移位后，伤肢形状改变。

②反常活动 在肢体无关节部位，骨折后可有不正常活动（假关节）。

③摩擦音 骨折端相互摩擦时，可听到或感到摩擦感。

2.骨折的其他表现

①疼痛与压痛 骨折处均有疼痛，尤其在移动时更剧。扪诊时，骨折局部有压痛。

②局部肿胀与瘀斑 骨折时因有出血，形成局部血肿。软组织挫伤可发生水肿、患肢肿胀、皮下出现瘀斑。

③功能障碍 骨折后由于肢体内部支架的断裂和疼痛，使肢体丧失部分或全部活动功能。

【辅助检查】

X线摄片可明确骨折类型、移位情况，肯定诊断。一般常规摄正、侧位片以显示骨折完整的形态。有些骨折早期可不显示骨折线，如临床怀疑时，可先按骨折处理，于2～3周后再摄片复查，由于骨折端骨质吸收，往往使骨折线清晰可见。

【护理要点】

1.术前护理

（1）心理护理 患者因有对环境陌生、担心疾病预后及对手术知识不了解等心理问题，故应向患者及家属讲解手术治疗的优点、方法、效果，让患者做到心中有数。同时做好入科介绍及健康宣教，帮助病员尽快熟悉医院环境及各项规章制度，消除患者对手术的疑虑，增强战胜疾病的信心和勇气，使之能积极主动配合治疗护理。

（2）术前健康指导 详细讲解手术治疗的必要性、术前术中注意事项及配合措施、术后恢复及患肢功能锻炼等。

（3）患者准备

①术前常规检查 如血常规、出凝血时间、肝肾功能及心电图。

②术前禁饮食6h。

③备皮 术前充分的皮肤准备是预防感染的途径之一。备皮时注意勿损伤皮肤。

④术前30分钟根据医嘱肌肉注射鲁米那钠、阿托品。

(4)选择长短、粗细适合的髓内钉。

2.术后护理

(1)抬高患肢15°~30°，以利于血液回流，预防或减轻肢体肿胀。

(2)观察患肢血液循环 包括颜色、温度、毛细血管反应及运动、感觉等变化，发现有肢体疼痛、肿胀、麻木等异常时，及时报告医生处理。

(3)放置引流管时，保持引流管通畅，防止扭曲、折叠、受压、脱出等。每隔2h由近端向远端挤压管道防止血块堵塞，并观察引流液颜色、性质、质量，做好记录。一般48~72h后，引流液量小于50n4即可拔出引流管。

(4)观察术区有无渗血及肿胀情况。

(5)鼓励病员正确进行功能训练 术后主动或被动功能活动可有效地恢复肢体功能和全身健康，防止并发症发生，使手术达到预期效果。伤肢关节术后可立即行功能锻炼。

(6)饮食 术后1~2天给予清淡易消化饮食，根据病员情况逐渐改为高热量、高蛋白、高维生素饮食，以增强机体抵抗力，促进伤口愈合。

【健康教育】

护士应向病员及家属讲明有关骨折的知识及预防措施，教育病员保持良好的心态，以利于骨折的愈合。详细讲解出院后注意事项，继续各关节功能锻炼，防止并发症发生。定期到医院复查，若有异常情况，随时就诊。一年半后取出髓内钉。

第十七章　妇产科常用手术及护理

第一节　无痛流产术

无痛流产术使用妊娠15周以内，采用异丙酚静脉全身麻醉，其特点是起效快、持续时间短、苏醒迅速、完全，手术无记忆、并发症少、无明显积蓄现象等优点，但异丙酚镇痛作用差，其最大缺点是对呼吸、循环系统有明显的抑制作用，具有明显的效果依赖性。

护理要点

一、术前患者准备

1.必须进行全身及妇科检查　查血尿常规、出凝血时间、肝肾功能，检查有无盆腔肿瘤、子宫畸形及宫颈发育情况，做好心理护理，消除恐惧心理。

2.行宫颈插管　扩张宫颈，为手术做准备。

3.术前8h禁食、禁水。

二、密切观察患者疼痛、血压、阴道流血情况。

三、解释疼痛的原因和持续时间。

四、保持外墙清洁

用1:5000新苯扎氯铵擦洗外阴，每日2次。

五、观察阴道流血的气味、颜色。

六、根据医嘱给予抗生素，预防感染。

七、鼓励患者进食高蛋白、高维生素饮食。

八、健康指导

1.保持外阴清洁，禁坐浴。

2.1个月内禁房事。

3.1个月后门诊复查　出现发热、腹痛、出血过多并有恶臭的阴道分泌物，须随时就诊。

4.注意休息，增加营养。

5.效果评价　患者手术成功，手术无疼痛、无感染；患者了解有关妊娠和避孕相关知识，未婚者知道流产的危害性。

第二节　会阴切开缝合术

一、会阴切开的适应症

会阴条件不良造成的分娩阻滞，自然分娩或手术产可能引起会阴损伤时，以及预防胎儿颅内出血等。

二、会阴侧切缝合术的操作方法

产妇取膀胱截石位，常规消毒皮肤。局部麻醉后，以左手食、中两指伸入阴道与先露部之间，撑起会阴壁，将会阴切开剪放在会阴后联合中线偏左45°位置，待子宫收缩时做会阴全层切开，切口长约4～5cm，应注意皮肤切口与阴道黏膜一致，然后用纱布压迫止血，并结扎小动脉，缝合时应间断或连续缝合阴道黏膜、肌层、皮下组织，注意对合整齐，松紧适宜，不留无效腔。

三、会阴正中切缝合术的操作方法

同侧切法，只是位置在会阴后联合中线垂直切开约2～3cm。

四、护理

1.向产妇讲明会阴切开的目的是避免阴道、外阴撕伤使切口整齐，便于愈合，取得产妇的配合。

2.密切观察胎儿情况及产程的进展，备好会阴切开的用物，协助医生行会阴切开术。

3.术后保持外阴部清洁、干燥，每日外阴冲洗两次，便后清洗会阴。

4.注意观察外阴伤口有无肿胀、渗血、疼痛等，局部肿胀用50%硫酸镁湿热敷或95%酒精湿敷，如有异常及时报告医生。

5.会阴伤口一般5天拆线，拆线后教育产妇继续保持会阴清洁。

第三节　胎头吸引术与产钳术

胎头吸引术是用胎头吸引器借助负压吸住胎头，以帮助胎头娩出的手术。

产钳术是使用产钳牵引胎儿助娩的手术。

一、适应症

1.产妇患有心脏病、妊高征或临产后宫缩乏力，需缩短第二产程。

2.第二产程达2h，或胎头暴露于会阴部达半小时未能娩出者。

3.有剖宫产史或子宫有瘢痕者。

4.有胎儿窘迫症者。

二、禁忌证

1.明显的头盆不称，估计胎儿无法从阴道分娩者。

2.宫口未开全，胎膜未破或胎头双顶径未达坐骨棘水平者。

三、护理配合

1.胎头吸引的护理配合

（1）消毒外阴，常规导尿，评估头盆情况及产程进展。

（2）待术者将胎头吸引器接好后，准备新生儿抢救用品，待胎儿娩出后及时清理呼吸道；观察有无头皮血肿及损伤。

（3）牵引时间不超过20分钟，否则应改用产钳术。

（4）认真检查产道有无软组织损伤，及时给予处理，保留尿管24～72h。行会阴擦洗，每日2次。

（5）嘱产妇加强营养，利于伤口愈合。

2.产钳术的护理配合

（1）同胎头吸引术。

（2）术中教会患者怎样配合用力，待胎儿娩出前肩后遵医嘱使用子宫收缩剂，给胎儿注射VitKl等药物，观察有无颅内出血、头皮血肿及损伤等。

（3）术后护理同胎头吸引术。

第四节　自凝刀射频消融术治疗子宫肌瘤

一、自凝刀微创技术

在B超动态观察和引导下，通过自凝刀将射频治疗源经过阴道、宫颈等自然腔道，准确定点地介入到人体的局部病变部位，自动精确地控制其治疗功率时间和治疗范围，使病变局部组织产生生物高热效应，然后使子宫肌瘤组织发生凝固、变性和坏死，或使子宫内膜的病变组织得以消融，最后被正常组织吸收或自动排出。

二、适应症

（1）子宫肌瘤直径≤5cm。

（2）如肌瘤直径≤3cm，可同时治疗2～3个瘤。

（3）肌瘤大于5cm，可先用米非司酮2～3个月，使其缩小至≤5cm再治疗。

三、禁忌证

1.并有心、肺、肾功能不全。

2.极重度贫血。

3.严重感染。

4.患有恶性疾病。

5.有凝血机制障碍。

6.带蒂浆膜下肌瘤不适合经阴道治疗。

四、护理要点

（一）严密观察阴道流血量、颜色。

（二）根据医嘱给予哌替啶50mg肌注。

（三）保持外阴清洁，擦洗外阴，每日2次。

（四）根据医嘱给予抗生素治疗。

（五）健康指导

1.保持外阴清洁，如出现腹痛加重、阴道流液增多，伴有臭味，及时到医院就诊。

2.禁房事1个月。

3.1个月后门诊复查。

第五节 经阴道手术患者的护理

经阴道手术包括：子宫扩刮术，宫颈锥切术，后穹窿切开术，经阴道附件切除术，子宫切除术，阴道前后壁修补术等。

一、术前准备

1.心理准备。

2.手术野及皮肤准备。

3.阴道准备，术前3天用1:5000洗必泰冲洗阴道，术前五天用1:5000高锰酸钾液作于，临术前用肥皂水棉球彻底清洗阴道及外阴，再用温水清洗。

4.对采取特别体位的患者进行专业训练，让受术者能在比较舒适的姿势下经历手术过程。

5.术前晚保证患者的睡眠，必要时服安眠药。

6.术前做药物过敏试验，备血交叉。

二、术后护理

阴道手术患者一般反应小，恢复较快。

1.根据麻醉需要，暂时采用必要的体位，以后改用平卧头高位，接受阴道修补术者，术后禁忌半卧位，术后5～7天方可起床活动，以防伤口裂开或出血。

2.保持外阴清洁，用生理盐水棉球或0.5%的碘伏擦洗会阴及尿道口，每日2次，外阴缝线一般手术后第5天拆除。

3.24h内取出填塞阴道的纱布并核对纱布的数量，注意阴道情况，及阴道分泌物情况。

4.防止尿路感染，做好引流管的护理。

5.饮食管理，一般不必限制饮食，行阴道后壁修补及会阴三度裂伤修补术后，多数医生主张患者于术后停止排便5～7天，以防牵拉伤口，此期间应提供不含牛奶的流质饮食并遵医嘱服用抑制排便功能的药物。

第六节 无痛分娩术

分娩疼痛不仅给产妇带来巨大的肉体痛苦，而且因疼痛引起的应激反应、焦虑不安、烦躁，甚至恐惧，均会导致产妇交感神经兴奋，体内儿茶酚胺累物质释放增加，使宫缩抵制和子宫血管收缩最终出现产程延长、酸碱平衡失调、子宫血流量下降、胎儿宫内窘迫等不良后果。

笑气镇痛装置是一种产妇能够自我控制的镇痛系统，通过吸入50%g一氧化二氮和50%氧气的混合气体（笑气）起镇痛作用。笑气是吸入性麻醉剂，为无色有甜味的惰性无机气体，化学性能稳定，通过抵制中枢神经系统兴奋性神经递质的释放和神经冲动的传导，即改变子通道的通透性而产生药理作用。吸入后30～12S钟即产生镇痛作用，停止吸入后数分钟作用弱，30%～50%为镇痛浓度，大于80%才有麻醉作用。

操作步骤

一、操作前检查镇痛装置是否处于正常状态。

二、选择镇痛时机　一般在产程进入活跃期后，产妇无某些妊娠并发症及并发症（如心脏病、重度贫血、明显头盆不称等）。

三、每次宫缩前30S钟产妇开始吸入笑气，每次宫缩吸3～5次，吸入气体须有专人守护，指导产妇正常运用，及时观察有无副作用出现，严密观测胎心。若出现不良反应，根据情况减少使用次数或暂停使用。

效果评价

镇痛效果好，能有效缩短产程；产妇始终保持清醒，能主动配合；显效快，作用消失也快，无蓄积作用；有甜味，无呼吸道刺激性，产妇愿意接受。临床应用证实，使用笑气镇痛不能影响分娩方式，能有效降低剖宫产率，不影响胎儿呼吸及循环功能，不增加产后出血量，安全，无明显副作用。

第七节　气囊助产术

一、概念

气囊助产是通过充气气囊提前模拟胎头八月，排除或减少胎儿通过软产道的阻力，为顺利分娩提前创造良好的条件。

二、作用机理

机械刺激宫颈，使宫颈平滑肌纤维、弹力纤维及结缔松弛，同时反射性引起垂体前叶增加内源性催产素和前列腺素的合成和释放，从而使宫颈软化、缩短及扩张。

三、注意事项

对头盆不称、产道畸形、孕妇合并严重并发症及并发症者禁施气囊助产术；宫颈成熟是实施气囊助产的先决条件；严格无菌损伤；施术的同时，须配合有效宫缩；严密观察产程进展及胎心监护。

四、操作步骤

（一）施术前做好心理是，使产妇有充分的思想准备，同步发动有效宫缩。

（二）备好消毒气囊扩张手术包，包括洞巾、窥器、长镊子、破水沟、消毒棉球等。

（三）产妇排尿，取膀胱截石位，外阴及阴道严格消毒。

（四）气囊放置前检查气囊助产器的性能，根据宫颈评分动态设定气囊直径、充气速度及扩张持续时间。

（五）接一次性气囊扩张棒，将气囊放置在宫颈内口，避免上下移位，缓慢充气。气囊扩张直径为6—8厘米，持续时间3分钟，重复扩张1—3次。

（六）扩张后行人工破膜，观察羊水性状，之后扩张阴道。

第八节 多胎妊娠选择性终止妊娠术

一、概念及发展

人工授精和促排卵药物应用后，可出现一次3胎以上妊娠。为防治早产、减少围产儿病率、死亡率、母体并发胎位异常，以及脐带异常和妊高征等疾病，自1988年以来开展了在超声波指引下的胎儿穿刺术（于妊娠11～13周进行手术）。在超声波指引下选择贴近腹壁的婴儿，不选择靠近宫颈者，因靠近宫颈的胎儿死亡后可能导致胎膜早破，有造成流产的危险。

二、适应症

1.早期妊娠 经B超证实宫内妊娠小于或等于3个胚胎者，即行选择性减胎术，减灭1个或多个胚胎，一般保留2个胎儿，使其正常发育。

2.行药物超促排卵或体外受精 胚胎移植（IVF-ET）等助孕技术治疗的孕妇，常因有多个卵泡发育及排卵，或将多个胚胎或配子移植于宫腔及输卵管内，从而发生多胎妊娠。对此类孕妇应及早行B超确定妊娠的胚胎数目，酌情行减胎术。

三、减胎时机选择

最佳减胎时机为妊娠8-11周。小于妊娠7周时胚胎组织吸收快，对母体影响小，此时行穿刺或抽吸在技术上较难掌握，流产率较高；大于妊娠12周减胎又可能发生胚胎坏死、组织吸收不全；导致母体凝血功能障碍。

四、手术方法

主要有经阴道或经腹两种途径，一般多采取经阴道减胎术。术前嘱孕妇排空膀胱，取截石位，以碘附严格消毒外阴及阴道，擦净残液。在B超引导下，探测各胚囊在宫内的位置与大小，使用特制的减胎穿刺针。经阴道侧、后穹窿部进针，穿过子宫壁进入所欲灭胚胎的胚囊，直接穿刺胚胎心管搏动部位。注射10%氯化钾1～2mg，以心脏停搏60S为准，致使胚胎心管过度受压或膨胀而停止跳动。24h后B超复查，观察被灭胚胎有无心跳，尚存活者间隔1周后再行重复减胎术，但要确定为同一胚胎。每次减胎不得超过2个。

五、护理要点

（一）术前护理

1.心理护理　不孕症者通过治疗获得妊娠十分宝贵，但维持多胎妊娠又危害甚大，因此，医护人员必须向云飞家属说明多胎可能发生的各种并发症，胎儿数愈多，并发症的种类与成都均增加。同时讲明减胎术有可能导致流产，使其自愿接受减胎术，取得合作并接受减胎术。

2.术前准备　行减胎术的孕妇，术前常规检查阴道清洁度，如阴道有炎症时先进行对症治疗，术前一天行外阴备皮，并备好10%氯化钾、灭菌生理盐水、一次性注射器、减胎专用针一套及必要的无菌器械包、碘附消毒液、B超仪、穿刺架等。同时做好青霉素过敏试验。

（二）术后护理

1.心理护理　为孕妇提供术后注意事项，缓解其紧张、焦虑心理，并取得其合作。

2.一般护理　术后卧床休息，严密观察有无腹痛及阴道分泌物，波爱吃外阴清洁，每日用碧洁或日舒安擦洗外阴2次。

3.饮食护理　指导孕妇多进食富含维生素、蛋白质、纤维素的易消化饮食，常用生理盐水500mL加青霉素800万U静脉输注。如术后阴道有少量出血或血性分泌物，则应适当延长抗生素用药时间。

4.黄体治疗　黄体酮40mg肌肉注射，每日1次，持续应用2～3周。

（三）出院指导

1.心理指导 出院时根据孕妇不同的心理状态，做好心理护理指导，耐心解答孕妇提出的问题，以消除顾虑。

2.嘱孕妇定期B超复查 观察保留胎儿的生长发育情况。

3.注意休息 适当活动，避免重体力劳动。

4.饮食指导 注意营养，多进食富含蛋白质、维生素及微量元素的食物，促进胎儿的生长发育。忌食辛辣刺激性的食物，防止流产或早产。

5.保持外阴清洁 每日用温开水清洗外阴；禁止性生活，以免引起早产。

6.加强多胎妊娠的围产保健 遵医嘱定期到门诊复查，孕16周B超复查时，注意观察子宫颈发育情况及有无内口松弛，必要时行宫颈环扎术，以增加子宫内口托付力，延长妊娠周数。孕20周后按时监护，必要时入院进行围产期保健保胎治疗，确保母婴健康。

第十八章　妇科疾病

第一节　子宫肌瘤

【一般知识】

子宫肌瘤是女性生殖器最常见的良性肿瘤，也是人体最常见的肿瘤，多见于30-50岁生育期年龄妇女，其发病率约20%，但报道的发病率远较其他发病率低。

【临床表现】

其症状与肌瘤的部位、生长速度及有无变性等关系密切，而与肌瘤大小、数目多数关系不大。

【主要症状】

1.月经改变　肌壁间肌瘤多表现为月经周期缩短、经量增多、经期延长、不规则阴道流血等；黏膜下肌瘤主要为月经量过多。

2.腹部肿块　多数位于腹部正中，当清晨膀胱充盈时，将子宫推向上方，更易扪及。

3.白带增多　肌壁间肌瘤使宫腔面积增大，内膜腺体分泌增多，并伴有盆腔充血而使白带增多。

4.腰酸、下腹坠胀、腹痛　浆膜下肌瘤蒂扭转时可出现急性腹痛。

5.压迫症状　肌瘤压迫膀胱可出现尿频、排尿障碍、尿潴留等；压迫输尿管可致肾盂积水；压迫直肠可致便秘、里急后重、大便不畅等。

6.不孕　据文献报道，约占25%~40%。

7.继发性贫血　严重时有面色苍白、全身乏力、气短心慌等症状。

【护理要点】

1.对于子宫肌瘤的相关知识做健康宣教。

2.手术治疗者按手术后护理常规执行。

3.严密观察生命体征的变化 观察有无内出血的发生。

4.观察阴道流血情况 肌瘤挖除后因子宫内膜的创伤或挖透子宫，会有阴道流血。如为鲜红色，及时应用止血药或缩宫药物。如为暗红色血，则是陈旧性积血，无须处理；如是子宫全切，术后6～7天阴道残端结扎线吸收脱落时，会有少量的流血；如有鲜血时应及时报告医师处理。

5.观察有无并发症发生 应用新技术进行治疗时，注意有无并发症发生。如应用腹腔镜时，注意有无皮下气肿；应用宫腔镜及自凝刀治疗时，注意观察阴道流血的情况；腹部术后易出现的并发症，如腹胀、尿潴留、刀口感染等。

6.应用药物治疗者 注意指导正确用药。

第二节 卵巢癌

【高危因素】

1.遗传和家族因素 20%～25%卵巢恶性肿瘤患者有家族史。所谓家族聚集性卵巢癌是指一家数代均发病，主要是上皮性癌。皮－杰综合征妇女有5%～14%发生卵巢肿瘤。

2.环境因素 工业发达国家卵巢癌发病率高，可能与饮食中胆固醇含量高有关。

3.内分泌因素 患者平均妊娠数低，未孕妇女发病多，说明妊娠可能保护妇女不患或少患卵巢癌。其原因为妊娠期停止排卵，减少卵巢上皮损伤。乳腺癌或子宫内膜癌合并功能性卵巢癌的机会较一般妇女高2倍，说明三者都是激素依赖性肿瘤。

【临床表现】

早期常无症状，仅因其他原因做妇科检查时偶然发现。一旦出现症状，常表现为腹胀、腹部肿块及腹水。症状的轻重取决于肿瘤的大小、位置、侵犯邻近器官的程度、肿瘤的组织学类型、有无并发症。

【辅助检查】

1.肿瘤标志物CA 125 80%的卵巢上皮下癌患者水平高于正常值；90%以上患者水平的消长与病情缓解或恶化相一致，尤其对浆液性腺癌更具特异性。

2.AFP 对卵巢内胚窦瘤有特异性价值，或未成熟畸胎瘤、混合型无性细胞瘤中含卵黄囊成分者有辅助诊断意义。

3.HCG 对原发性卵巢绒癌有特异性。

4.CEA 癌胚抗原对胃肠道转移性肿瘤有特异性。

【护理要点】

一、卵巢癌术后引流管的护理 对卵巢癌患者采取的手术方式为卵巢癌细胞减灭术，术后一般有2~3条引流管。为防止术中误伤膀胱，术前要安插尿管；术中清扫淋巴结，术后要放置引流管引流淋巴液；卵巢癌患者术后要进行腹腔化疗，术后腹腔安置腹腔内正压引流管。

二、术后护理

1.妥善安置各引流管 将其固定在病床的两侧，指导患者翻身时防止脱出，避免折叠、扭曲，保持引流通畅。

2.观察引流液的量及颜色 一般尿液为淡黄色，腹腔内、外引流液为血性液，每班按时倾倒引流液，记录引流量。

3.定期更换引流袋，并注明更换日期。

4.观察引流管周围敷料 注意有无渗血和渗液。如有应及时更换。

5.保持会阴部清洁 每日进行会阴擦洗2次，防止泌尿系感染。

6.尿管拔除后，鼓励别人多饮水，及早解小便。

三、卵巢癌腹腔化疗的护理

1.做好患者心理护理，解除恐惧，使其配合治疗。

2.顺铂对肾小管有损害，用药前应检查肾功能，用药前1日及用药期间应进行静脉水化治疗，以降低肾毒性反应。

3.注药后嘱患者勤翻身，促使药物充分吸收。

4.出现恶心、呕吐反应时，及时给予对症治疗，如静脉滴注甲氧氯普胺或肌注欧贝等药物。

5.顺铂化疗患者应记录尿量，每小时尿量不少于100mL，同时注意查尿及抽血查血生化，并应保持水、电解质平衡。用卡铂化疗时应注意查血常规，以观察骨髓抑制毒性反映的情况。

6.药物腹腔注入时，可用2000mL生理盐水稀释，有利于药物腹腔内均匀分布和吸收。

7.穿刺时严格无菌操作；腹腔注药时，以无菌纱布覆盖、固定。

8.拔出腹腔穿刺后，局部加压包扎，并注意体位，使穿刺侧向上，避免腹内液体顺穿刺针眼外渗。

第三节　子宫颈癌

【宫颈癌的好发部位】宫颈上皮示由宫颈阴道部鳞状L皮与宫颈管柱状上皮共同组成，两者交接部位在宫颈外口，称为“原始磷柱交接”。此交接部并非恒定：当新生女婴在母体内受到胎儿—胎盘单位分泌的高雌激素影响时，柱状上皮向外扩展，占据一部分宫颈阴道部；当幼女期由母体来的雌激素作用消失后，柱状上皮退至宫颈管内。这种随体内雌激素水平变化而移位的鳞状交接部程“生理性鳞柱交接部”。在原始鳞柱交接部和生理性鳞柱交接部之间所形成的区域称“移行带区”，为宫颈癌好发部位。

【症状】

1.阴道流血　年轻患者常表现为接触性出血，发生在性生活后或妇科检查后出血。出血量可多可少，根据病灶大小、侵及间质内血管的情况而定。

2.阴道排液　患者常诉阴道排液增多，白色或血性，稀薄如水样或米泔水状，有腥味。晚期因癌组织破溃，组织坏死，继发感染有大量脓性或米汤样恶臭白带。

3.晚期癌的症状　根据病灶侵犯范围出现继发性症状。病灶波及盆腔结缔组织、骨盆壁。压迫输尿管或直肠、坐骨神经时，患者诉尿频、尿急、肛门坠胀、大便秘结、里急后重、下肢肿痛等，严重时导致输尿管梗阻、肾盂积水，最后引起尿毒症。末期，患者出现恶病质。

【预防】

主要做好以下工作：

1.普及防癌知识，提倡晚婚，少育，开展性卫生教育，是减少宫颈癌发病率的有效措施。凡已婚妇女，特别是围绝经期妇女有月经异常者或性交后出血者，应警惕生殖道癌的可能，及时就医。

2.发挥妇女防癌保健网工作，定期开展宫颈癌的普查、普治，每1—2年一次，做到早发现、早诊断、早治疗。凡30岁以上妇女到妇科门诊就诊者，应常规做宫颈刮片检查，有异常者应进一步处理。

3.积极治疗中、重度宫颈糜烂；及时诊断和治疗CIN Ⅲ，以阻断宫颈癌的发生。

【护理】

一、由于手术范围广，创面大，较小的静脉丛损伤而创面渗血，故术后24h内，要严密观察患者的血压、脉搏、呼吸和尿量，观察腹部刀口和阴道有无流血。如有出血或发现陷入了不足征象，及时报告医生并立即输血。

二、由于行子宫颈癌根治术时，膀胱剥离面大，周围神经末梢损伤及膀胱位置改变，术后易发生尿潴留。术后持续导尿5天，第5—7天作潮式引流，同时间段放尿，每小时一次。目的在于人工锻炼膀胱的收缩和舒张功能，同时清洁膀胱，预防泌尿系感染。第7天做完后测量残余尿，如果残余尿超过200mL，再持续导尿1~2天，间断放尿2h1次。若效果仍不理想，可配合感应电、电兴奋等物理疗法，协助恢复膀胱功能。若残余尿少于100mL，表示膀胱功能已基本恢复正常。

三、插尿管期间，每日用碘附棉球擦洗外阴2次，预防泌尿系感染。拔去尿管后，鼓励患者多饮水，勤解小便。

四、盆腔淋巴清除后，淋巴回流受阻，淋巴液集聚形成囊肿，称为“淋巴囊肿”，多在术后7~8天形成。为预防并减少淋巴囊肿的产生，术中一般在腹膜外放置2根引流管，引流量一般在100m/以内，为血性管，插管期间要妥善固定，防止扭曲、按压、脱落。下床时引流管不宜高于耻骨联合，以免引起引流液倒流，导致感染，48~72h后引流液逐渐减少，方可拔掉。

第四节　子宫内膜癌

【病因】

确切病因不清楚，可能与下列因素有关：

1.雌激素对子宫内膜的长期持续刺激　长期接受雌激素刺激而缺乏孕激素对抗的情况下，可导致子宫内膜癌的发生。

2.子宫内膜增生过长　国际妇科病理学协会将子宫内膜增生过长分为单纯型、复杂型、与不典型增生过长。单纯型增生过长发展为子宫内膜癌约为1%，复杂型增生过长约为3%，不典型增生过长发展为子宫内膜癌约为30%。

3.体质因素　内膜癌多见于肥胖、高血压、糖尿病、未婚或少产的妇女，这些因素是内膜癌的高危因素。

4.绝经后延 绝经后延妇女发生内膜癌的危险性增加4倍，内膜癌患者绝经年龄比一般妇女平均晚6年。

5.遗传因素 约20%内膜癌患者有家族史，内膜癌患者近亲有家族肿瘤史比宫颈癌患者高2倍。

【临床表现】

1.症状 早期无明显症状，仅在普查或其他原因检查时偶然发现，一旦出现症状则表现为：

①阴道流血 表现为不规则阴道流血，量一般不多，大量出血者少见。绝经后患者表现为持续或间歇性流血；尚未绝经者，则月经量增多、经期延长或经间期出血。

②阴道排液 少数患者诉白带增多，早期多为浆液性或浆血性白带；晚期合并感染，则有脓血性排液，并有恶臭。

③疼痛 一般不引起疼痛。晚期当癌瘤浸润周围组织或压迫神经可引起下腹及腰骶部疼痛，并向下肢及足部放射。若癌灶侵犯宫颈，堵塞宫颈管导致积液时，可出现下腹胀痛及痉挛样疼痛。

④全身症状 晚期患者常伴全身症状，如贫血、消瘦、恶病质、发热及全身衰竭等。

2.体征 早期时妇科检查无明显异常，子宫正常大小、活动，双侧附件软，无块物。当疾病逐渐发展，子宫增大、质稍软；晚期时偶铜陵癌组织自宫颈口脱出，质脆，触之易出血。合并宫腔积脓时，子宫明显增大，及软。癌灶向周围浸润，子宫固定在宫旁或盆腔内扪及规则的结节状物。

治疗原则

一、手术治疗 首选治疗方法，可根据临床min期决定手术范围，I期患者行扩大子宫全切术及双侧附件切除。II期以上应行广泛子宫根治术及双侧盆腔淋巴结清扫术。

二、手术加放射治疗 I期患者腹水中找到癌细胞或深肌层已浸润，淋巴结可疑可有转移，手术后均加用放射治疗。

三、放射治疗 腺癌对放疗不敏感，但在老年或严重并发症，不能耐受手术与III、IV期病例不能手术者，应考虑放射治疗，均有一定的效果。

四、孕激素治疗 对晚期或复发癌患者，不能手术切除或年轻、早期、要求保留生育功能者，均可考虑孕激素治疗，如甲羟孕酮，剂量要大，时间要长。如甲羟孕酮

200～400mg/d，每周2次，至少用10～12周才能评价有无效果。

五、化疗治疗　晚期不能手术或手术预计复发，可考虑使用化疗，常用药物有阿霉素、5－氟尿嘧啶、丝裂霉素、铂类化学药物等。

【护理要点】

一、子宫内膜癌相关知识的健康宣教。

二、手术患者执行妇科腹部术后护理常规。

三、内膜癌常伴有“三联征”，即肥胖、高血压及糖尿病。这三个方面应加强护理。

四、保持负压引流管通畅，观察颜色及量。负压引流管一般48—72h拔除。

五、子宫内膜癌根治术后，留置尿管7～9日，术后第5天时，采用引流，并间断放尿，每24h1次。训练膀胱自主排尿功能。在此期间，应保持尿管通畅，注意引流尿液量和性质。

六、观察有无并发症发生　对子宫内膜癌手术患者，术后应观察有无尿潴留、淋巴囊肿及切口感染发生。

七、观察有无并发症发生尿潴留与泌尿系感染是子宫内膜癌根治最常见的并发症，其次是切口感染概率因合并肥胖和糖尿病而加大；盆腔淋巴囊肿发生率为0.5%～4%。

八、合理膳食　饮食应选择低热量、低胆固醇、高蛋白饮食，并多食富含维生素的蔬菜、水果。合并糖尿病者应在术前积极控制血糖，饮食中限制糖的摄入。应用胰岛素治疗时，注意有无低血糖反应，每日检测空腹血糖，调整胰岛素的用量。

九、药物治疗时，指导正确用药，对药物的作用原理、可能出现的副反应应予以告知，使患者正确用药。

第五节　妊娠滋养细胞疾病

【概念】

妊娠滋养细胞疾病（gestational trophoblastic dis-ease，CTD）是一种来源于胎盘绒毛滋养细胞的疾病，包括葡萄胎、侵蚀性葡萄胎、绒毛膜癌（简称绒癌）和一类少见的胎盘部位滋养细胞肿瘤。以绒癌为例。

【临床表现】

1.阴道流血 是主要症状，由于子宫病灶侵蚀血管或阴道转移结节破溃引起。产后、流产后或葡萄胎清除后，出现阴道不规则流血，量多少不定。

2.腹痛 因癌组织侵及子宫壁或子宫腔积血引起下腹胀痛，也因癌组织穿破子宫或脏器转移灶破裂而致急性腹痛。

3.盆腔肿块 因子宫内病灶、宫旁转移性肿块或卵巢黄素化囊肿。妇科检查时可触及肿块。

4.转移灶表现 症状、体征视转移部位而异。

①肺转移 癌症侵及支气管，多有咳嗽、血痰或反复性咯血；阻塞支气管，则形成肺不张；转移灶接近胸膜，可出现胸痛及血胸；急性肺栓塞，表现为肺动脉高压及呼吸循环功能障碍。

②阴道转移 为宫旁静脉逆行性转移所致，转移灶多位于阴道下段前壁，呈紫红色结节突起，破溃后可引起大出血。

③脑转移 常继发于肺转移癌，是绒癌致死的主要原因。临床病程分为3期：瘤栓期，因脑组织缺血出现一过性症状，如猝然跌倒、失明、失语等。脑瘤期，发生头痛、呕吐、抽搐、偏瘫以致昏迷。脑疝期，病情逐渐加重，颅压不断升高，进入脑疝期易致死。

④肝转移 常提示有肺或阴道转移，是预后不良因素之一。往往出现黄疸、肝区疼痛及消化道症状，通过B型超声等影像学检查可及时诊断。

【护理要点】

一、饮食指导 应给患者提供高蛋白、高维生素、易消化的饮食，如牛奶、豆浆、鸡蛋、鱼肉、煮烂的蔬菜、水果等，并鼓励患者多进食。要根据患者的口味烹制，做到色、香、味营养俱全，并指导患者进食前后漱口；如患者有口腔溃疡，可根据溃疡的程度给患者进食流质或半流质食物；如患者有呕吐或腹泻，则要保证患者的液体摄入。

二、注意有无造血系统障碍 随时检测血常规，注意有无白细胞及血小板下降。如白细胞下降低于3.0×10^9/L即应与医生联系考虑停药，通知患者少到人口密集区，生活中注意通风，防止感冒，并注意与其他人隔离，应用升白药；如血小板下降，应嘱患者避免受伤防止出血不止，不食过硬食物，防止牙出血，需要时补充新鲜的血小板。

三、定期检测肝功能和肾功能　如有异常时，应用保肝药物，待功能恢复正常后继续应用化疗药物。

四、有口腔溃疡者　应1日3次用软毛刷刷牙或消毒液漱口，并做到晨起、三餐前后、睡前漱口。给予流质或半流质饮食，避免刺激性食物。进食前15分钟可用麻醉药（如0.5%丁卡因溶液）涂溃疡面，以减少进食疼痛。症状严重者可静脉滴注高营养。

五、恶心、呕吐的患者　应合理安排用药时间，分散患者的注意力，于用药前半小时使用镇吐剂，观察呕吐物的量和性质。呕吐严重时应补充液体，防止电解质紊乱，给患者烹制其爱吃的饭菜，保证营养摄入。

六、腹泻的患者　应观察大便的次数、量和性质，及时补充液体，防止电解质紊乱，并及时使用止泻药物。

七、心理指导　患者普遍都有恐惧感，担心不能恢复到以前的样子，怕家庭、社会嫌弃自己等。告诫患者脱发和色素沉着都是暂时的，化疗后会慢慢恢复，耐心倾听患者诉说恐惧和不适，积极为其解决问题，关心患者，以取得其信任，鼓励病友间相互交流，min享感受。

第十九章　异位妊娠孕妇的护理

第一节　妊娠早期出血性疾病的护理

一、流产

流产是妊娠不足28周，胎儿体重不足1000 g而终止者。流产发生于妊娠12周前者，称为早期流产；发生在12周到不足28周为晚期流产。流产可分为自然流产和人工流产。

（一）病因

（1）遗传基因缺陷。

（2）外界不良因素的影响，如有害的化学物质和物理因素等。

（3）母体因素，包括母体的全身性疾病、生殖器官疾病、内分泌功能失调、创伤及免疫因素。

（4）胎盘因素。

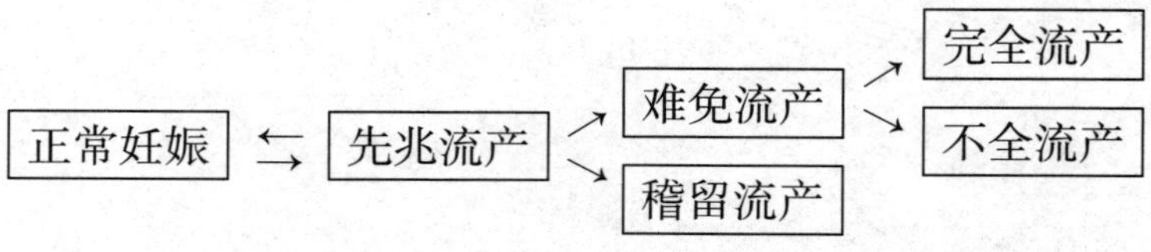

（二）临床表现及处理原则

流产的主要临床症状为：停经、腹痛及阴道流血。在流产发展的各个阶段，根据其症状发生的时间、轻重的程度不同，相应的处理原则亦不同。

1.先兆流产　停经后出现少量阴道流血，量比月经少，可伴有轻微下腹痛、腰痛、下坠感。经休息和治疗后，若流血停止或腹痛消失，妊娠有希望继续进行；如流血增多或腹痛加剧，则可能发展为难免流产。

2.难免流产 一般由先兆流产发展而来，流产已不可避免。此时阴道流血增多，阵发性腹痛加剧或有阴道流水（胎膜破裂），妇科检查有时可见胚胎组织或胎囊堵于宫口。

难免流产一旦确诊，应尽早使胚胎及胎盘组织完全排出，以防止引起出血和感染。

3.不全流产 指妊娠产物已不复排出体外，部分尚留于宫内由难免流产发展而来。表现为阴道流血持续不止，甚至可引起出血性休克。

一经确诊，及时行吸宫术或钳刮术，清除宫腔内残留组织，出血多有休克者应同时输血输液，出血时间较长者，应给予抗生素预防感染。

4.完全流产 妊娠产物已全部排出，阴道出血逐渐停止，腹痛亦随之消失。

一般不需特殊处理。

5.稽留流产 指胚胎或胎儿在宫内已经死亡尚未自然流产排出者。胚胎或胎儿死亡后子宫不再增大反而缩小，早孕反应消失，若已到中期妊娠，孕妇不感腹部增大，胎动消失。

处理稽留流产时，应及时促使胎儿和胎盘排出，稽留日久则引发凝血宫内障碍。处理前应做好凝血功能检查工作。

6.习惯性流产 自然流产连续发生3次或3次以上称习惯性流产。每次流产多发生于同一妊娠月份，其临床经过与一般流产相同。

习惯性流产应以预防为主，应在怀孕前，男女双方进行必要的检查，以便给予对应的治疗。

（三）护理措施及健康教育

不同类型流产孕妇，其处理原则亦不同，护士应评估孕妇身心状况，结合病史及诊断性检查，明确处理原则，执行医嘱，积极配合医师，并提出相应的护理措施。

1.先兆流产孕妇护理 此类流产孕妇需卧床休息，禁忌性生活，肥皂水灌肠等，减少各种刺激。护士要遵医嘱给孕妇适量的对胎儿无害的镇静剂、孕激素等，提供生活护理，并随时评估孕妇的病情变化。此外，护士要注意孕妇的情绪反应，加强心理护理，稳定孕妇的情绪，因为孕妇的情绪状态也会影响其保胎效果。另外，护士需向孕妇及家属讲解有关措施和必要性，以取得理解并积极配合。

2.妊娠不能再继续者的护理 护士应及时做好终止妊娠的准备，配合医师完成手术过程，完全排除妊娠产物，同时遵医嘱给予输液、输血。并认真监测孕妇生命体征。过程中面色、腹痛、阴道流血及休克有关征象。如遇有凝血功能障碍者应予以纠正后再行引产或手术。

3.预防感染 护士要监测患者血象、体温及分泌物性质、颜色、气味及阴道流血等情况，严格执行无菌操作规程，加强会阴部护理，给予其保持良好卫生习惯的指导。如发现感染征象应及时报告医师，并遵医嘱给予处理。另外，护士应指导患者流产1个月后到院复查，经同意后，方可开始性生活。

4.加强卫生宣教，防止再流产 护士应与孕妇及家属共同发现此次流产的原因，给他们讲解有关流产知识，帮助他们准备再次妊娠。患有习惯性流产的孕妇在下次妊娠确诊后要卧床休息，加强营养，禁止性生活，并适当补充维生素B.E.C等。治疗期一定要超过以往流产发生的月份。病因明确后，应积极对症治疗。

二、异位妊娠

正常妊娠的受精卵着床于子宫体腔内膜，当受精卵于子宫体腔以外着床称异位妊娠，也称宫外孕。异位妊娠可发生于输卵管、卵巢、宫颈、腹腔等多个部位，以输卵管妊娠最常见。输卵管妊娠最多发生于壶腹部，其次为峡部，少数发生于伞部及间质部。

【病因】

1.输卵管炎 输卵管黏膜炎和输卵管周围炎是引起输卵管妊娠常见原因。

2.输卵管发育不良或功能异常 如输卵管过长，黏膜纤毛缺乏等。输卵管蠕动，纤毛活动以及上皮细胞的分泌异常，也可影响受精卵的正常着床。

3.其他 内分泌失调，神经精神机能紊乱，子宫内膜异位症等均可增加受精卵着床于输卵管的可能性。

【病理】

输卵管妊娠时，输卵管管腔狭窄、管壁薄、蜕膜变化不完全，妊娠时不能适应胎儿生长发育，因此当输卵管妊娠发展到一定程度可出现输卵管妊娠流产、输卵管妊娠破裂、陈旧性宫外孕、继发性腹腔妊娠。

【临床表现】

输卵管妊娠流产或破裂前五位无明显症状，有时有早孕征象，或出现一侧下腹部隐痛或酸胀、输卵管妊娠流产或破裂后可出现停经、腹痛、阴道流血、晕厥与休克、腹部可及包块。

【护理】

1.加强心理护理，严密监测生命体征的变化，配合医生纠正休克，做好术前准备。

2.非手术治疗者应卧床休息，避免腹压增加，减少异位妊娠破裂的机会。

3.做好出院指导，教育患者保持良好的卫生习惯，勤洗浴、勤换衣、性伴侣稳定，防止盆腔感染。

第二节　妊娠晚期出血性疾病的护理

妊娠晚期出血严重威胁母儿生命，主要包括前置胎盘和胎盘早剥。

一、前置胎盘孕妇的护理

正常情况下胎盘附着于宫体部的前壁或后壁，若胎盘附着于子宫下段，甚至胎盘下缘达到或覆盖宫颈内口处，其位置低于胎儿先露部，称为前置胎盘，多见于经产妇。

【病因】目前尚不清楚，可能与以下因素有关：子宫体部内膜病变，胎盘面积过大，胎盘异常，受精卵滋养层发育迟缓等。

【分类】按胎盘边缘与宫颈内口的关系，分为3种：①完全性（或称中央性）前置胎盘宫颈内口完全被胎盘组织所覆盖；②部分性前置胎盘宫颈内口部分被胎盘组织覆盖；③边缘性前置胎盘胎盘边缘附着于子宫下段甚至达到宫颈内口但不超过宫颈内口。

【临床表现】前置胎盘的主要症状是妊娠晚期或临产时发生无痛性反复阴道流血，是由于妊娠晚期或临产后子宫下段逐渐延伸，但附着在子宫下段或宫颈内口的胎盘不能相应地伸展，导致前置部分的胎盘自其附着部位剥离使血窦破裂而出血。

【护理措施】

（1）期待疗法的孕妇：嘱其绝对卧床休息，取左侧卧位，并给予高热量高蛋白富有营养的饮食，增强机体抵抗力。及时巡视病房，了解和满足孕妇的基本生活需求，给予良好的生活护理。密切观察生命体征及阴道流血情况，发现异常及时报告医生并配合处理。

（2）心理护理：加强护患沟通，给予安慰，观察其情绪的波动，并引导孕妇说出恐惧的心理感受，提出有关问题，争取给予满意的解答。

（3）观察体温、子宫有无压痛及阴道分泌物等情况，及时了解有无感染，每日会阴擦洗2次，指导并协助孕妇勤换会阴垫，保持外阴部清洁干燥，遵医嘱给予抗生素，并观察药物疗效及副作用。

（4）阴道大出血的孕妇：①密切观察并记录其生命体征、面色变化及阴道流血量；②迅速建立静脉通道，遵医嘱给予吸氧、输血、补充血容量、尽快纠正血压；③禁做肛诊，以防再次大出血，如需做阴道检查时，必须在有输液、输血以及做好手术准备的条件下进行；④协助终止妊娠。

（5）预防胎儿窘迫及早产：①观察胎心、胎动的变化；②遵医嘱给予定时间断吸氧，提高胎儿血氧供应，如发现胎心异常及时报告医生；③密切注意宫缩情况，嘱孕妇切勿擦乳房以免诱发宫缩，必要时遵医嘱给予镇静、抑制宫缩等药物，预防早产。

二、胎盘早期剥离的护理

妊娠20周或分娩期，正常位置的胎盘在胎儿娩出前，部分或全部从子宫壁剥离，称为胎盘早期剥离，简称胎盘早剥。

【病因】

1.血管病变 妊高征，慢性高血压病和肾炎患者常并发胎盘早剥。

2.机械因素 如腹部受挤压、摔伤、撞击等。

3.子宫静脉压突然升高 主要由孕妇长时间取仰卧位引起。

【病理】

主要病理变化是底蜕膜出血，形成血肿，使胎盘自附着处剥离。

【临床表现】

1.轻型 以外出血为主，胎盘剥离面常不超过胎盘的1/3，多见于分娩晚期，主要症状为阴道流血，出血量较多，色暗红，有轻微腹痛。

2.重型 以内出血为主，胎盘剥离面超过胎盘的1/3，多见于重度妊高征者，主要症状为突然发生的持续性腹部疼痛和（或）腰酸、腰痛，其程度与胎盘剥离的面积和出血量成正比，严重者可有休克表现。

【护理措施】

（1）纠正休克，改善患者一般情况。迅速开放静脉通道，补充血容量，改善血液循环，最好输新鲜血，使血细胞的比容提高到0.30以上，尿量＞30mL/h。

（2）严密观察病情变化，及时发现并发症。监测生命体征，观察阴道出血量、性质、颜色，观察尿量的变化，警惕急性肾功能衰竭的发生，一旦发现及时报告医生并配合处理。

（3）为终止妊娠做好相应的准备。

（4）预防产后出血。胎盘早剥分娩后易发生产后出血，胎儿娩出后立即给予子宫收缩药物，如缩宫素，麦角新碱等，并配合人工按摩子宫，若仍不能控制子宫出血或血不凝，应在快速输血的情况下做好子宫次全切除的准备。

（5）做好产褥期的护理。产褥期内应注意加强营养，纠正贫血，保持会阴清洁，防止感染，根据孕妇情况指导母乳喂养，死产者及时退乳。

第三节　妊娠高血压综合征

妊娠高血压综合征是指妊娠20周以后出现高血压、水肿、蛋白尿三大症状，严重时可出现抽搐、昏迷、心肾功能衰竭，甚至发生母婴死亡。

【病因】

妊高征的确切病因至今尚不十分明确，研究发现与免疫机制、胎盘浅着床、血管内皮细胞受损、遗传因素、营养缺乏、胰岛素抵抗以及孕妇年龄过小（＜18岁）或过大（＞40岁）有关。

【病理】

本病的基本病变是全身小动脉痉挛，导致全身各系统各脏器灌流减少，对母儿造成危害甚至导致死亡。

【临床表现】

1.轻度妊高征 主要表现为血压轻度升高，可伴有轻度蛋白尿和（或）水肿可持续数日至数周，水肿为凹陷性水肿。妊娠20周后血压开始升高≥140/90 mmHg，蛋白尿略迟于血压升高，量微小。

2.中度妊高征　血压较轻度时高，但不超过160/110 mmHg，尿蛋白（＋）或伴有水肿，无自觉症状。

3.重度妊高征　血压达到160/110 mmHg或更高，尿蛋白（＋＋）—（＋＋＋＋）可有不同程度的水肿，并有一系列自觉症状。可分为先兆子痫和子痫。

（1）先兆子痫，孕妇除上述表现外，还出现头痛、眼花、胃脘疼痛、恶心、呕吐等症状，可随时发生抽搐，故称先兆子痫。

（2）子痫，在先兆子痫的基础上进而出现抽搐发作或伴昏迷，称为子痫，发生在妊娠晚期或临产前，称产前子痫，发生于分娩过程中称产时子痫，发生在产后24h内，称产后子痫。

【护理措施】

（1）保证休息：轻度者可在家休息，保证每天8～10h的睡眠，中、重度妊高征者应卧床休息，住院治疗，取左侧卧位，防止平卧位，注意保持安静，减少各种刺激。

（2）调整饮食：轻度者需摄入足够量的蛋白质、蔬菜、补充维生素，食盐不必严格限制，但中、重度妊高征者，应适当限制食盐入量，每日少于3g，每日或隔日测体重，记液体出入量。

（3）加强产前保健，积极预防妊高征的发生。增加妊高征孕妇产前检查的次数，密切注意病情变化，督促孕妇每日数胎动，测体重，及时发现异常，及时处理。

（4）注意生命体征及胎动、胎心音的观察。住院患者每4h测量一次血压，并随时观察和询问孕妇有无头晕、头痛、目眩等症状。

（5）应用硫酸镁护理，硫酸镁是目前治疗中、重度妊高征的首选解痉药。

1）用药方法：肌肉注射和静脉用药。

2）毒性反应：硫酸镁的滴速以1g/h为宜，不超过2g/h，重度现象为膝反射消失，肌张力减退，呼吸抑制，尿量减少，严重者心跳停止。

3）用药注意事项：在用药及用药过程中应观察以下指标，膝反射必须存在，呼吸不少于16次/min，尿量不少于每24h 600mL，或每小时不少于25mL，随时备好10%的葡萄糖酸钙以解毒。

（6）子痫患者的护理：

1）协助医生控制抽搐，硫酸镁为首选药物，必要时遵医嘱用镇静剂。给予间断面罩吸氧。

2）专人护理，防止受伤，保持患者的呼吸道通畅，立即吸氧，用开口器放于上下磨牙间，以防舌咬伤，及时清理呼吸道分泌物，以免窒息。

3）减少刺激，以免诱发抽搐。孕妇应置于单人暗室，避免声光刺激，保持绝对安静，一切治疗护理活动应轻柔集中，减少对孕妇的刺激。

4）严密监护生命体征及尿量的变化并为终止妊娠做好准备，在孕妇清醒后24～48h内引产或子痫患者经药物控制后2h，可考虑终止妊娠。

（7）做好心理护理及健康指导。

第四节 羊水过多的护理

妊娠的任何时期羊水量超过2000mL，称为羊水过多。

【病因】

胎儿中枢神经系统和上消化道畸形为最常见病因，也可见于单卵双胎母儿血型不合及糖尿病妇女等。

【临床表现】

羊水量的增多一般是缓慢的，当羊水量超过3000mL时，出现临床症状，孕妇感觉腹部胀痛、呼吸困难，不能平卧，且不易觉察到胎动，腹壁皮肤发亮触诊胎位不清，胎心音遥远，常有下肢浮肿。

【护理措施】

（1）孕妇应进行低盐饮食，注意休息，减少活动，避免刺激子宫手段的动作，防止早产。

（2）一旦破膜应立即平卧、抬高臀部，以免羊水流出过多或发生脐带脱垂。

（3）自我监护胎动及胎儿宫内情况。

（4）羊膜腔穿刺放水时需控制羊水流出速度，一次放水量不超过1500mL，流出速度不超过500mL/h，边放羊水边用腹带包裹或用沙袋腹部加压，以避免宫内压骤降引起胎盘早。

（5）做好产前准备及分娩期护理。

参考文献

[1]周杰，吴艳，郑洁等.护理干预对降低术后并发症的影响[J].中国护理管理，2022,22(4)：34-37.

[2]刘波，张涛，李强等.护理教育在提高护理人员素质中的作用[J].护理学报，2023,30(8)：765-768.

[3]王磊，赵刚，孙伟等.护理创新在提高护理效率中的应用[J].中国实用护理杂志，2021,37(11)：1020-1023.

[4]张丽，李华，赵敏等.护理伦理在护理实践中的重要性[J].现代临床护理，2022,17(9)：87-90.

[5]余超.肺康复训练对慢性阻塞性肺疾病急性加重期行有创机械通气患者的治疗效果[J].临床医学研究与实践,2020,5(20):34-37.

[6]郭娟,吴荣珍.以临床实践能力为导向的新入职护士规范化培训模式的应用效果[J].中国社区医师,2022,38(17):166-168.

[7]苏向单,陈勤.国内外规范化护士培训实施现状与评价[J].现代临床护理,2019,18(12):65-72.

[8]李迎霞,孙国超,王静丹,等.DOPS在实习护生技能考核中的应用[J].继续医学教育,2017(10):22-24.

[9]陈燕,葛炜,吴珊珊,等.WPBA护理临床实习评价模式的初步构建[J].护理学杂志,2016,31(6):72-75.

[10]薛平,王香莉,张才慧,等.新入职护士核心能力指标体系的构建[J].护理研究,2018,32(13):2062-2065.

[11]谢凌,耿力,罗健,等.临床操作技能评估在新入职护士临床考核中的应用[J].中华护理教育,2019,16(10):750-753.

[12]兰月,刘广慧,冯殿鹏.综合康复护理干预方案对脑卒中后遗症期偏瘫患者肢体功

能康复的影响[J].中国伤残医学,2021,29(16):47-48.

[13]薛新琴.脑梗死患者护理中偏瘫肢体康复训练的应用及对生活质量的影响分析——评《神经内科临床护理》[J].中国临床药理学与治疗学,2021,26(8):封2.

[14]王宾艳,孙雯.护理风险预警监控预防脑卒中偏瘫患者下肢深静脉血栓的效果[J].国际护理学杂志,2022,41(1):166-169.

[15]王骏,万晓燕,许燕玲.内科护理学[M].大连理工大学出版社,2019:326.